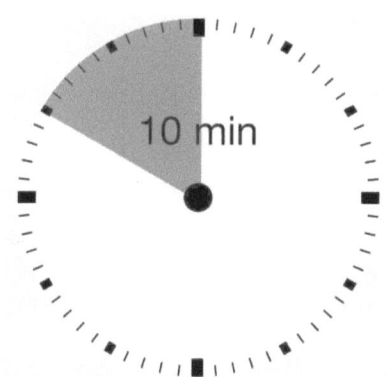

10 min

die verändern!

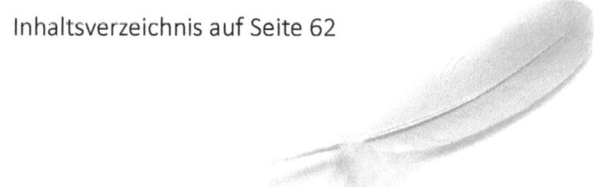

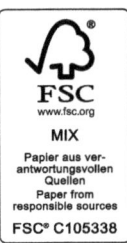

Layout und Gestaltung:
Bernd Trusheim

Fotos / Bildnachweise S. 64

Bibliografische Information der Deutschen Nationalbibliothek:
Die Deutsche Nationalbibliothek verzeichnet diese Publikation in der
Deutschen Nationalbibliografie; detaillierte bibliografische Daten sind im
Internet über http://dnb.dnb.de abrufbar.

Herstellung und Verlag:
BoD – Books on Demand, Norderstedt, Deutschland

ISBN: 9783751932240

BERND TRUSHEIM

ATME DICH FREI
10 Minuten, die verändern!

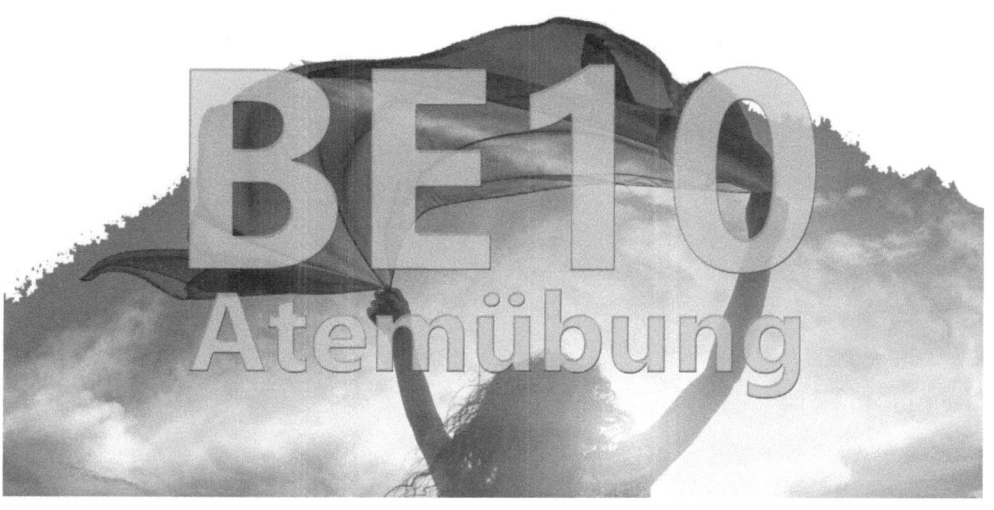

Du lebst, weil du atmest.

ATEM
ist
LEBEN

Du amtest, weil du lebst.

Wissenswertes vor dem Start

Am Anfang war der Atem

Du beginnst dein Leben in dieser Erdatmosphäre direkt nach deiner Geburt. Du „schnappst nach Luft". Zum ersten Male atmest du Luft in deine Lunge. Zuvor im Mutterleib hatte deine Lunge keine besondere Funktion und war mit Flüssigkeit gefüllt. Doch jetzt explodiert deine Lunge zur Funktion. Du beginnst zu atmen, und wenn du stirbst, mit einem letzten Atemzug.

Die Atmung ist deine absolut wichtigste Lebensfunktion. 24.000 bis 28.000 Mal am Tage atmest du ein und aus. Meistens ohne es bewusst zu merken. Denn deine Atmung läuft vorwiegend unbewusst ab – autonom gesteuert über das **Vegetative Nervensystem**. Gleichzeitig kannst du teilweise auch bewusst in deine Atmung eingreifen: Über das **Zentrale Nervensystem**, z.B. durch Atemtechniken wie hier mit der „BE10-Übung".

Du kannst einen Monat ohne Nahrung leben, einige Tage ohne Wasser, doch nur wenige Minuten ohne zu atmen.

Du atmest 9 Millionen Atemzüge pro Jahr = 4,5 Millionen Liter Luft ein und aus.

Wenn du also deine Atemweise um nur 10% verbesserst, atmest du jährlich 450.00 Liter Luft mehr ein und aus. Das hat enorme Auswirkungen auf deine gesamte körperliche, mentale und seelische Lebensqualität.

Erfolgsfaktor
Atmung

Ausführliche Hintergrundinformationen und Erklärungen
zu den 8 Wirkungen guter Atmung siehe S. 43

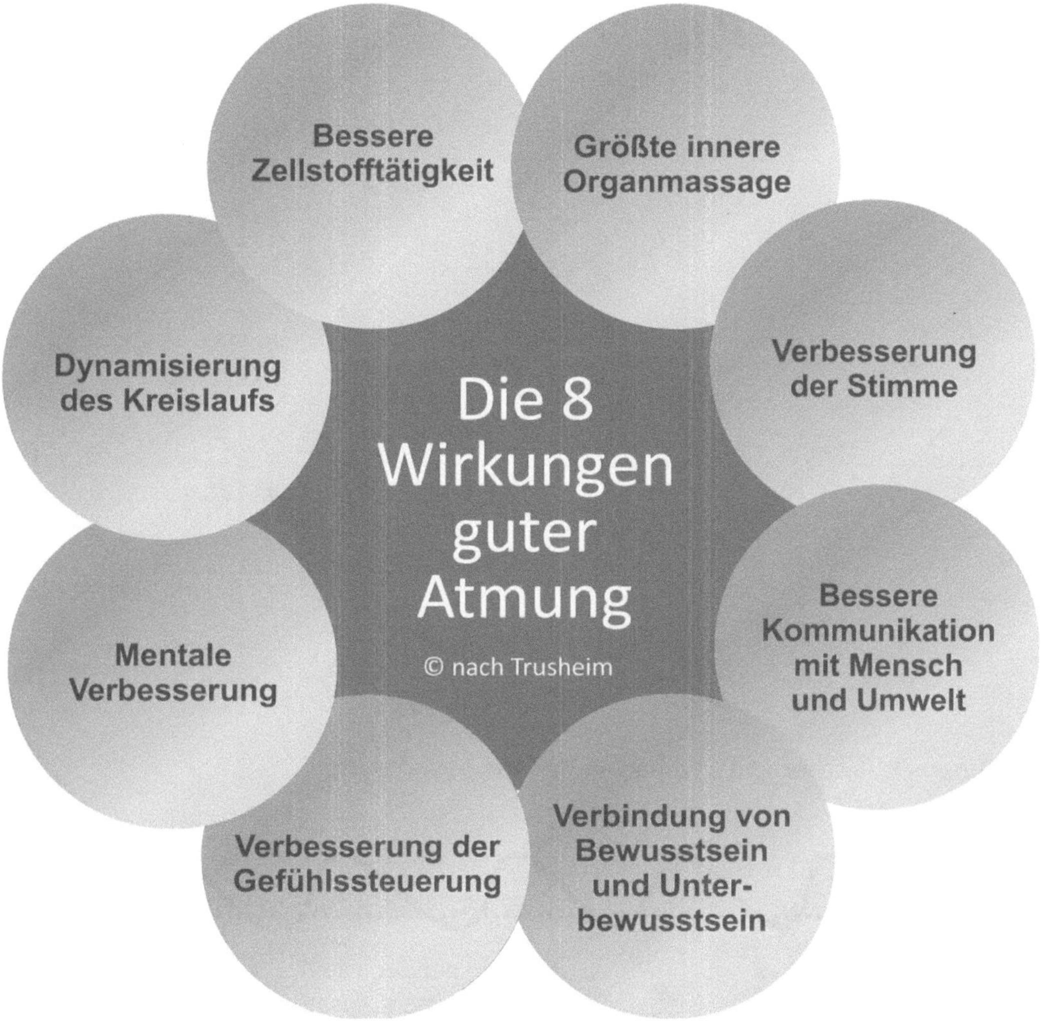

Bessere Zellstofftätigkeit

Größte innere Organmassage

Verbesserung der Stimme

Bessere Kommunikation mit Mensch und Umwelt

Verbindung von Bewusstsein und Unterbewusstsein

Verbesserung der Gefühlssteuerung

Mentale Verbesserung

Dynamisierung des Kreislaufs

Die 8 Wirkungen guter Atmung

© nach Trusheim

Ziel der „BE10" = Vertiefung und

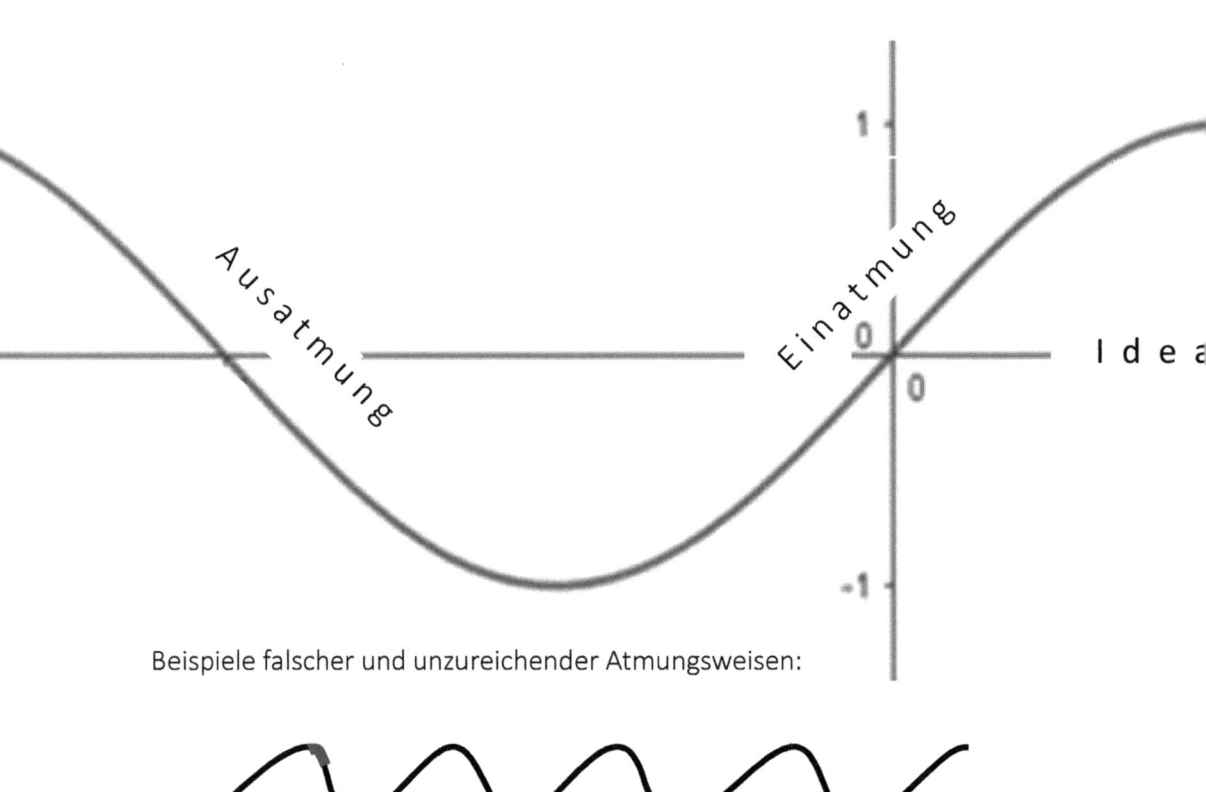

Ausatmung

Einatmung

Idea

1

0

0

-1

Beispiele falscher und unzureichender Atmungsweisen:

„In Atem gehalten sein".
Es fehlt die tiefe Ausatmung

Harmonisierung der Atmung

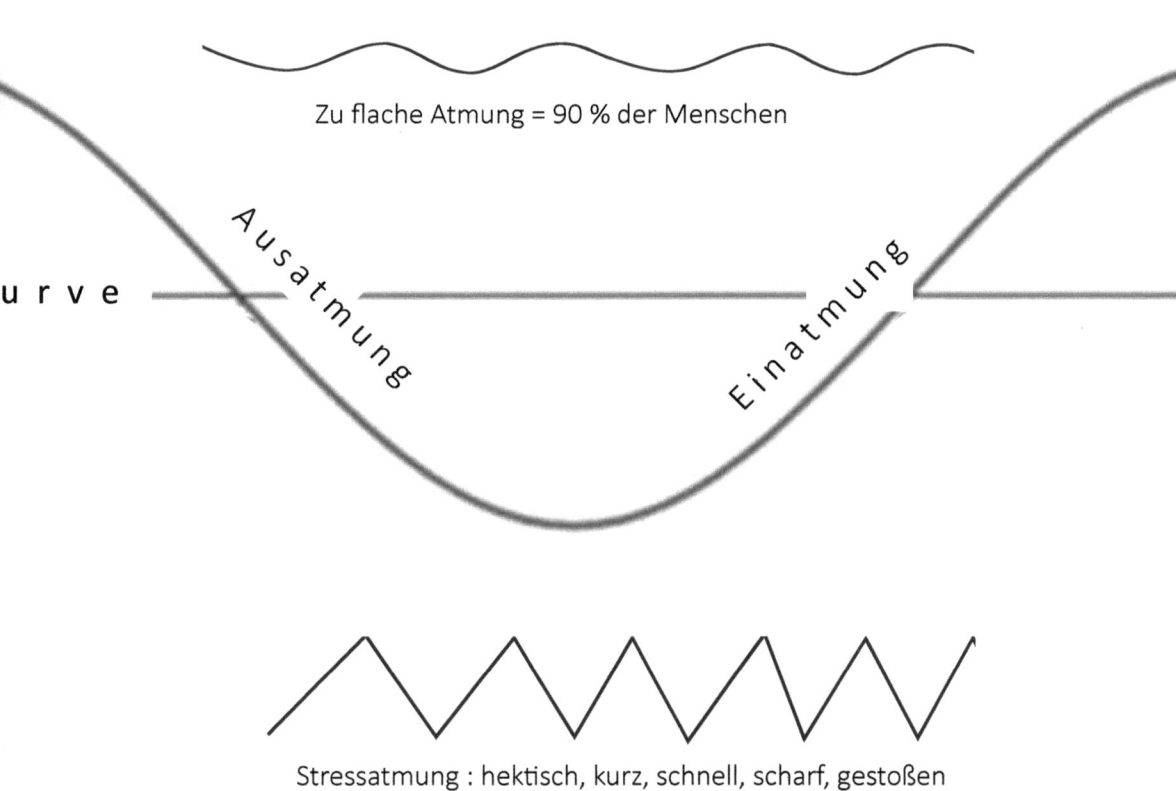

Zu flache Atmung = 90 % der Menschen

urve

Ausatmung

Einatmung

Stressatmung : hektisch, kurz, schnell, scharf, gestoßen

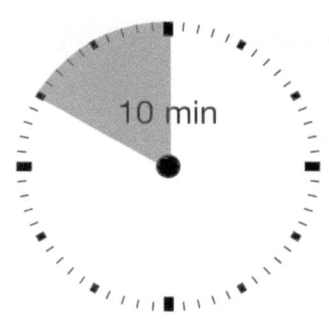

10 min

die (dich) verändern

24 Stunden	24 x 60	1.440 Minuten
8 Stunden	Schlaf	480 Minuten

Dir verbleiben am Tage noch 960 Minuten

Du bist bereit 10 Minuten davon zu investieren.

HERZLICHEN GLÜCKWUNSCH!

Wenn du die „BE10" zwei bis drei Mal täglich machst, werden die zuvor beschriebenen Wirkungen noch stärker greifen.

Mehr zur Erfolgskontrolle auf S. 27

Du bist kurz vor dem Start

Die Übung dauert zu Beginn etwas länger als 10 Minuten. Das ist deine Einarbeitungszeit. Je mehr du übst, desto besser kannst du selbst die Dauer für dich bestimmen. Ob 10 Minuten oder nur 7 Minuten oder 15 Minuten oder länger. *Die 10 Minuten sind nur eine Orientierung und ein Durchschnittswert.* Die Übung macht den Meister!

Die folgende Übungsreihe ist in 3 Abschnitte eingeteilt:

Ü1 - Ü3	Warmup-Phase
Ü4 - Ü 6	Zentrale Phase
Ü 7	Abschlussphase

Du kannst die ***Übung im Sitzen oder auch im Liegen*** in Rückenlage machen. Wenn du absoluten Stress hast, mache sie im Liegen. Wenn du aber möglichst Konzentration und gute Spannung aufbauen und nach der Übung sofort weiter arbeiten möchtest, dann doch besser im Sitzen.

Dehn dich aus
1 Minute lang

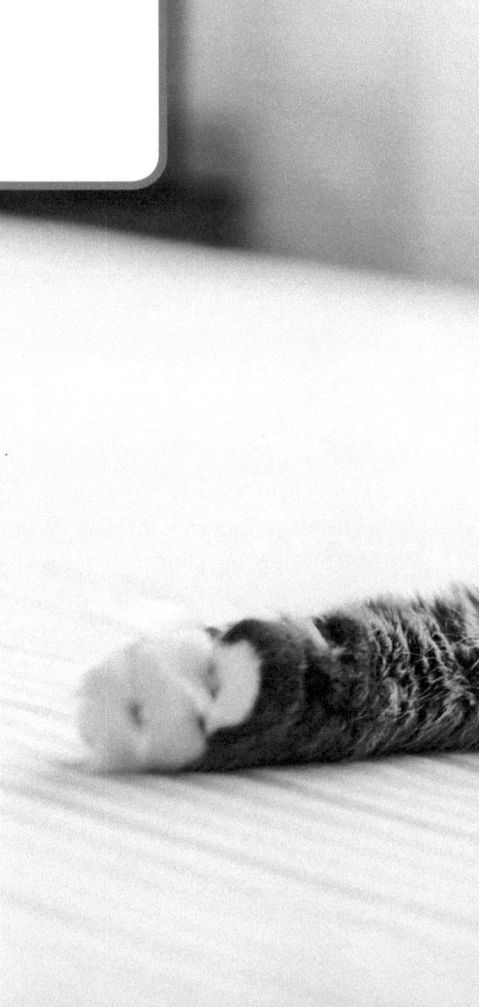

Rekel und dehn dich jetzt genüsslich in den Raum. Fang an, deine Finger zu spreizen, die Arme in den Raum zu strecken, zur Seite, nach unten, nach oben in den Raum hinein. Stehe auf und strecke deine Füße, deine Beine in den Raum. Dehne deine Fußgelenke, strecke und dehne deinen gesamten Körper über die Wirbelsäule in den Raum hinein. Wenn du tief gähnen musst, gähne. Öffne deinen Mund, so weit es irgendwie geht, und spüre, wie tief du jetzt automatisch atmen musst. Super!

Wirkungen des Dehnens und Sich-Streckens:

- Reflektorische Vertiefung der Ein- und Ausatmung
- Aktivierung des Gamma-Nervensystems, das den Spannungsgrad in den Muskeln misst und neu einstellt – in eine gute Bereitschaftsspannung = Eutonus
- Lockerung der Skelettmuskulatur sowie Kiefer- und Mundverspannung
- Verbesserung der Elastizität der Muskeln, Sehnen, Bänder, des Gewebes
- Erhöhung des Stimmvolumens und der Resonanz
- Abbau von Ängsten und körperlichen Verkrampfungen
- Reduzierung von psychischem Stress
- Dynamisierung des Kreislaufs
- Unterbrechung des Gedankenkarusells – Ankerung im Hier und Jetzt

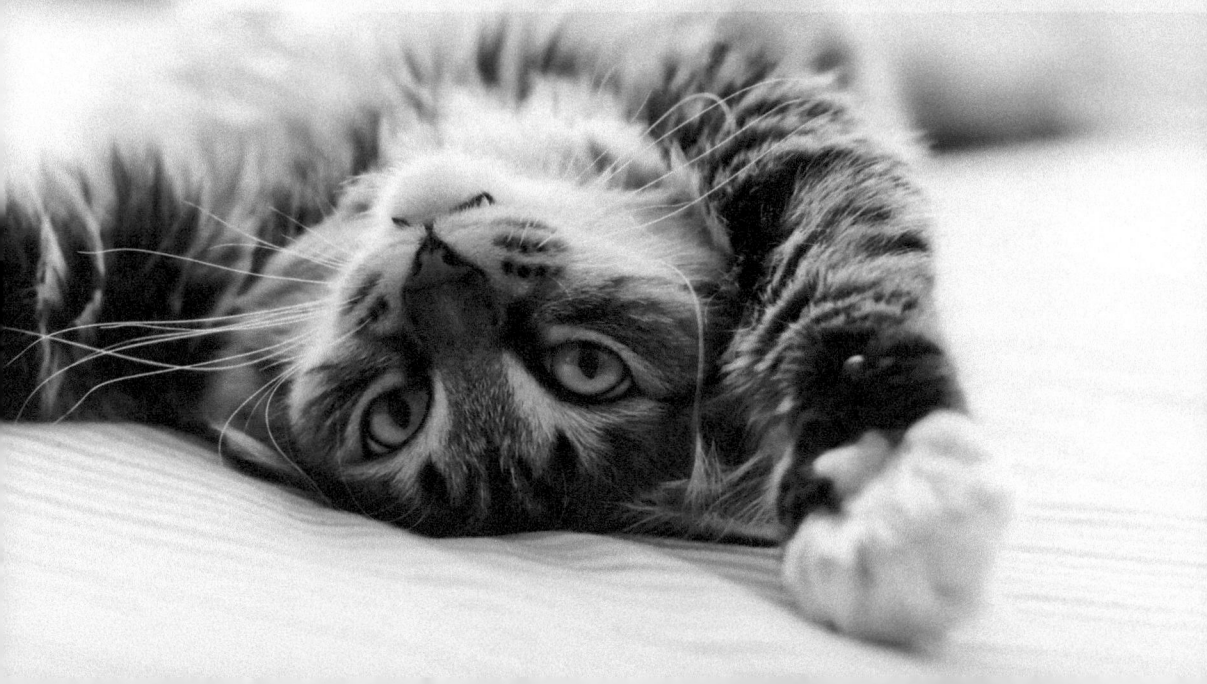

ANSPANNUNG *Bauch und Po*

3 x 15 SEKUNDEN

Anspannung

Spann bitte jetzt, so fest du kannst, deine tiefen Pomuskeln an. Ein super Training für die tiefe Beckenboden- und Bauchmuskulatur. Halte die Spannung. Spüre, ob du noch eine Schicht tiefer anspannen kannst. Spüre dabei, wie sich dadurch auch die Bauchmuskeln anspannen, ja viele andere Muskeln bis zum Brustkorb hin. In der Anspannung erlebst du, wie schwer es ist, dabei noch frei zu atmen. Du musst während der Zeit auch nicht atmen. Halte die Spannung 15 Sekunden lang.

Entspannung

Lasse langsam los. Spüre, wie sich jede einzelne Muskelschicht entspannt und wie du danach viel, viel tiefer in den Bauch atmest. Genieße für einen kurzen Augenblick die Entspannung.

2 x wiederholen

SPÜRE, WIE „ES ATMET"
30 SEKUNDEN

„Es" atmet. Beobachte deine Atmung.

Die Atmung geschieht von selbst. Ein Leben lang. Du musst eigentlich gar nichts tun. Jetzt beobachte, wie es von selbst atmet. Wie der Impuls zum Einatmen kommt, es einströmt und anschließend ausströmt. Wie sich die Bauchdecke beim Einatmen hebt und beim Ausatmen senkt. Es geschieht!

3 x 10 Atemzüge
TIEF EIN- UND AUSATMEN

10 Atemzüge

1

1 Atemzug beinhaltet eine tiefe Einatmung und Ausatmung. Während der Einatmung zählst du bis 4,
während der Ausatmung ebenso bis 4. Einatmungs-
und Ausatmungsphase sollen gleich lang sein. Das
Zählen ist zu deiner Kontrolle. Atme beim Einatmen
immer durch die Nase ein. Ausatmen kannst du entweder durch die Nase oder sanft durch den Mund
durch leicht geschlossene Lippen auf „bffffff". An-
hand der Finger kannst du daneben die Atemzüge
bis 10 mitzählen.

2

Mit dem letzten Atemzug, dem 10.,
dehne die folgende Ausatmung auf ca. 10 – 30
Sekunden aus bzw. 10 – 30 Sekunden lang nicht
einatmen. Spüre anschl. bewusst, wie die nächste
tiefe Einatmung dich aus- und auffüllt.

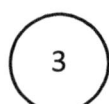

3

Kurze Pause.

Beobachte für einen Moment, wie „es atmet".

Siehe S. 15   BE10 Ü3

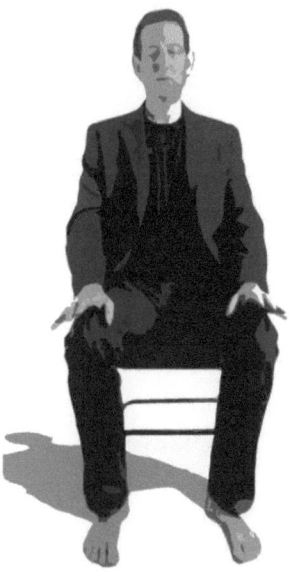

WIEDERHOLE
NOCH 2 x 10 ATEMZÜGE

Hilfestellung/Tipp:
Wenn du sehr kurzatmig bist und du beim Einatmen oder Ausatmen nicht bis 4 kommst, dann fange mit 2 – 2, dann mit 3 – 3 und später mit 4 – 4.

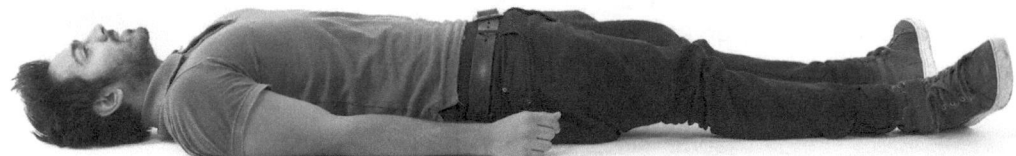

HECHELN
1 MINUTE

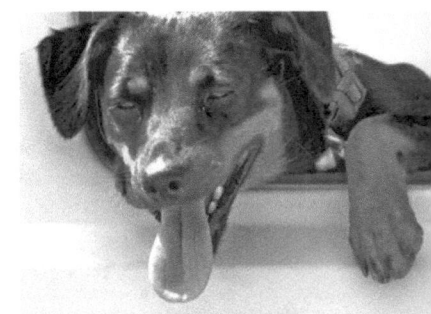

Hecheln

Du kennst es von Hunden und anderen Tieren. Tiere nutzen es zusätzlich als Kühlaggregat sowie zur Atembeschleunigung, wenn sie ausgepowert sind. Hecheln ist direktes **Zwerchfelltraining**, absolut und schnell wirksam. Bei heftigen Lachen oder Weinen erlebst du ganz ähnliche erschütternde Zwerchfellbewegungen. *Das Zwerchfell tanzt!* Und hinterher fühlst du dich wie neugeboren. Hecheln ist eine wunderbare Übung, um dich wieder zu beleben und zu zentrieren. Siehe auch S. 45 „Aktivierung und Massage aller inneren Organe". Lege deine Hände auf auf die Magengegend. Hechel zunächst durch die Nase, indem du die Luft stoßweise schnell ein- und ausatmest. Zwischendurch musst du vielleicht Luft holen bzw. neu einatmen, wenn du es noch nicht gewohnt sind. Spüre, wie schnell sich dein Zwerchfell rhythmisch hin und her bewegt, dein Bauch sich rhythmisch rein- und rausbewegt. Mache immer zwischendurch eine kurze Pause, spüre nach, wie tief und frei du anschließend atmest. Dann hechel noch einmal, aber dieses Mal durch den offenen Mund.

Dein Zwerchfell

Der wichtigste und
größte Atemmuskel

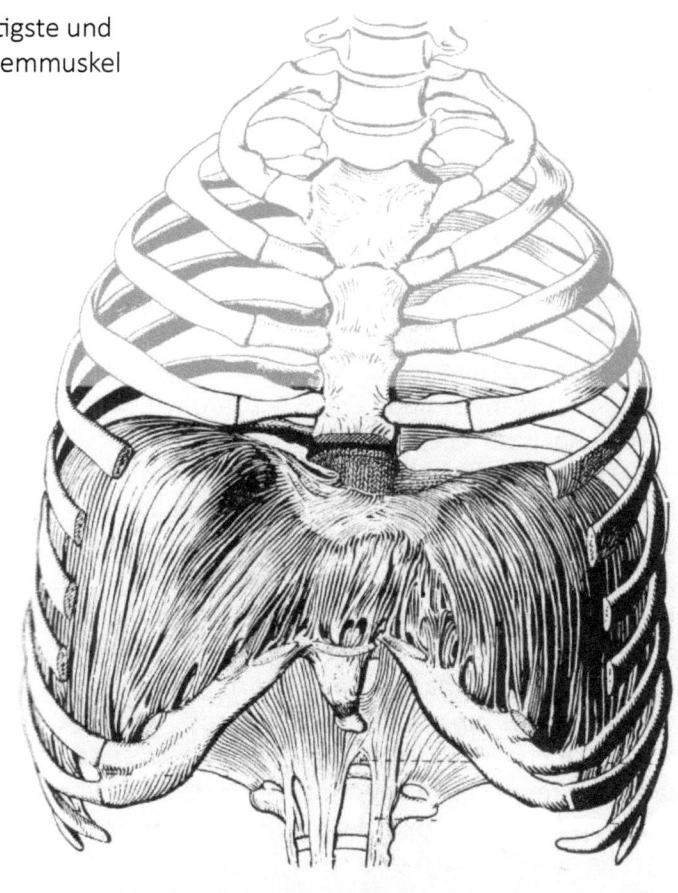

ATEM- UND BODYSCAN
1 - 2 MINUTEN

Der wichtigste Schritt zu Körperbewusstsein und Impulskontrolle

Spüre in deinen Körper hinein! Es ist der wichtigste Schritt zur Körperbewusstheit! Die stille Konzentration auf die körperlichen Vorgänge und Empfindungen vor und nach einer Übung ermöglicht dir, die tiefen „Wirkungen" wirklich zu „erfahren". Hiermit trainierst du dein Empfindungsbewusstsein, die Tiefensensibilität. Erst wenn du entdeckst, wie etwas wirklich in deinem Körper „nach"-„wirkt", entsteht das sogenannte Bewusstsein für deinen Körper. Gleichzeitig hat dies eine tiefe entspannende und meditative Wirkung. Deine Gedanken kommen zur Ruhe, du verankerst dich im Hier und Jetzt. Nach jeder Übung ruhe aus. Du spürst entweder im aufrechten Sitzen oder im geraden Liegen auf einer Yoga- oder Isomatte in deinen Körper hinein. Hier geht es nicht um Emotionen, sondern um *die wertfreie Wahrnehmung von sinnlichen Empfindungen*. Du scannst etwas ab, so, wie es gerade ist – wie ein Bild auf einem Scanner. Dies bedeutet, deine Gedanken und Gedankenmuster bewerten nicht, wie es sein sollte oder sein könnte oder müsste. Vielleicht spürst du am Anfang noch gar nichts oder nur wenig oder nur Schmerz. Das ist aber normal, wenn du dies erstmals übst. Mit jedem kontinuierlichen Üben machst du neue Entdeckungen. Nimm dir zu Beginn ein paar mehr Minuten Zeit als oben angegeben.

Die Wirkungen des Atem- und Bodyscan

- Entspannung/Beruhigung der Atmung

- Psychovegetative Entspannung

- Verbesserung der Tiefensensibilität

- Bessere Durchblutung gezielter Körperbereiche, Organe, Muskel- und Knochensysteme

- Körperbewusstsein und Impulswahrnehmung: Signale und Alarmsignale werden schneller erspürt und erkannt, die Sprache des Körpers verstanden und entsprechend ausgleichend reagiert

- Verbesserung der Konzentration durch Unterbrechung des Gedankenkarusells. Andere Hirnareale werden aktiviert.

- Entschleunigung

- Stärkung des Immunsystems

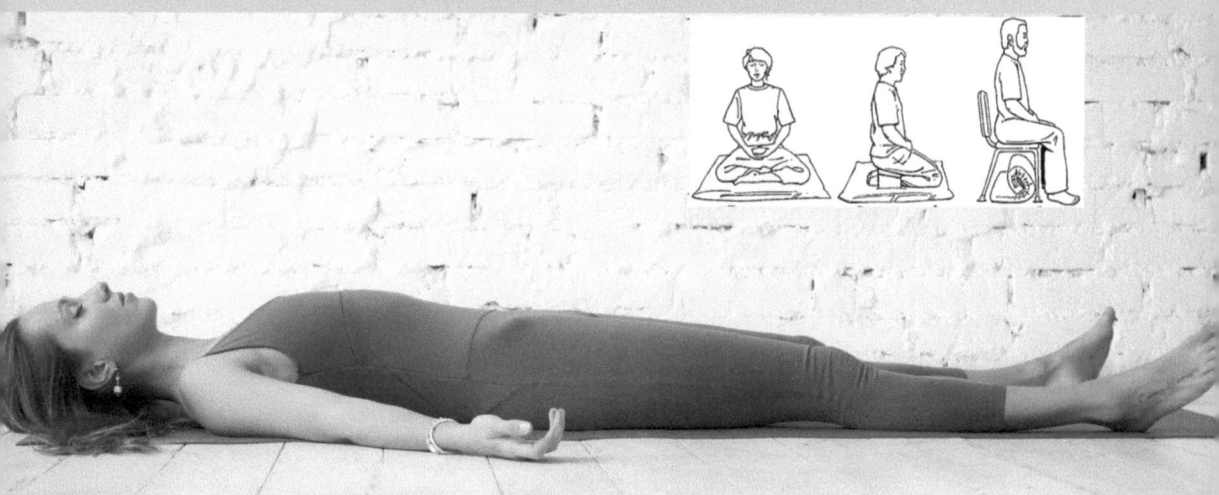

ABSCHLUSS 1 MINUTE
NOCH EINMAL DEHNEN

Rekel und dehn dich jetzt zum Abschluss noch einmal genüsslich in den Raum um dich herum hinein. Mit allen Körperteilen. Nach unten, zu den Seiten, nach oben. Wenn du tief gähnen musst, gähne von Herzen. Erfreue dich über deine tiefe Atmung. Du lebst! Du atmest.

Zum Abschluss klatsche kräftig laut in deine Hände. Das Klatschen soll dich an den Abschluss erinnern. Die Übung ist zu ende. Du konzentrierst dich jetzt wieder auf deine anderen Arbeiten.

23

Übersicht BE10-Übung		Vielfache Wirkungen
DEHN DICH AUS 1 MINUTE LANG	1	Körper- und Atembefreiung. Reflektorische Vertiefung der Atmung. Lösung von Verkrampfung u. Anspannung.
ANSPANNUNG 3 x 15 SEKUNDEN	2	Training Bauch-/Beckenbodenmuskeln. Erfahrung der Wirkungen von Anspannung und Entspannung auf den Atemfluss. Stärkung von Ausatemmuskeln.
SPÜRE, WIE „ES ATMET" 30 SEKUNDEN	3	Vertrauen in die Körperfunktionen. Psycho-vegetative Entspannung. Erfahrung und Entdeckung des „Fließens der Atmung".

Gesamtwirkungen: Entschleunigung, Beruhigung der Gedanken, Gelassenheit, Vertrauen, bessere Konzentration, Präsenz und Achtsamkeit, bessere Atmung und Körperbewusstheit.

Vertiefung der Atmung.
Harmonisierung der Atmung.
Bewusste Kontrolle und Erfahrung von
Einatmung und Ausatmung.

4

**3 x 10 ATEMZÜGE
5 - 7 MINUTEN**

Den wichtigsten Atemmuskel: Das Zwerchfell erfahren und trainieren.
Lockerung und Lösung von Atemver-
spannung . Anschl. Vertiefung der Atmung

5

**HECHELN
1 MINUTE**

Aufbau von Körperbewusstheit.
Verbesserung der Impulskontrolle.
Gedankenruhe. Besinnung.

6

**ATEM-/BODYSCAN
1 - 2 MINUTEN**

Ausklang der Übung .
Übergang zu den normalen Tätigkeiten.

7

**ABSCHLUSS 1 MIN.
GUT DEHNEN**

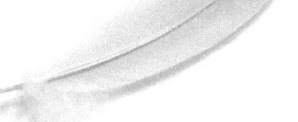

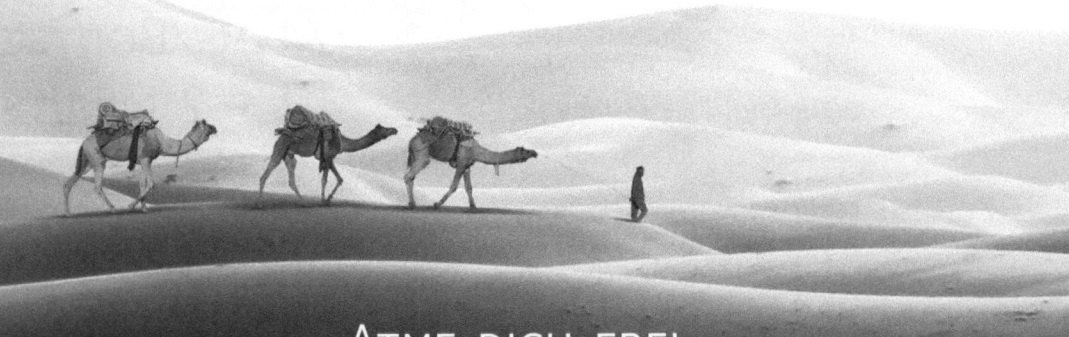

ATME DICH FREI

DEINE TRAININGSREISE

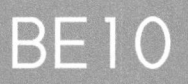

ERFOLGREICH ÜBEN

Übungen, Kontrolle, Auswertung

Täglich üben

Um den größten Nutzen aus diesem Buch zu erzielen, solltest du am besten täglich etwas üben. Auch wenn du nur in den Kontrollbogen reinschreibst oder ankreuzt, „Übung heute nicht gemacht". Es soll zu einer Gewohnheit werden, so wie du täglich deine Zähne putzt. Selbst, wenn du dich nur fünf Minuten am Tage damit beschäftigst. Arbeite dich da hinein. Diese Eingewöhnungszeit beträgt einige Wochen. Während und nach dieser Übungszeit entdeckst du die guten Wirkungen und Veränderungen an dir.

Investiere täglich mindestens ein- bis zweimal 10 Minuten in die Übung

Teile die Übungen auf:

Morgens, mittags, abends oder zwischendurch Vor dem Schlafengehen: Fragen vervollständigen – wie ein kleines Tagebuch.

Das Argument „keine Zeit" zählt nicht!

Es gibt kein Argument „keine Zeit". Diese kleine Investition an Zeit macht sich sehr schnell bezahlbar: Durch bessere Konzentration, mehr Ausgeglichenheit, größerer Leistungsfähigkeit sowie auch in den oben beschriebenen Wirkungen nach längerer Übungspraxis. Mach dir nur einmal kurz bewusst, was du täglich in deiner Freizeit machst, was dich nur ablenkt, aber für deine persönliche Entwicklung wenig förderlich ist, z.B. Medienkonsum, Informationskonsum, Smartphone/PC-Spiele u.a.

Erwarte am Anfang nicht zu viel

Erwartungen schaffen innerlich Druck und Ungeduld. Es sind Gedankenkonstruktionen und haben mit der Wirklichkeit nicht viel zu tun. Wenn du die Zähne unregelmäßig oder nicht gründlich täglich reinigst, kannst du nicht erwarten, dass du keinen Karies oder andere Zahnstörungen mehr bekommst. Also bleib auf dem Teppich und übe regelmäßig.

Deine Konsequenz entscheidet über deinen Erfolg

8 Wochen Training – täglich mindestens 1- 3 mal 10 Minuten! *Das ist genau der Zeitraum, in dem im Gehirn neue neuronale Aktivitätsmuster eingeschliffen werden* – du die Wirkungen tief erfährst und nach dieser Zeit als Gewohnheit ein Stück weit automatisch in dein Leben integrierst. Wie lange hast du gebraucht, um richtig gehen zu lernen? Wie lange hast du gebraucht, um sprechen zu lernen? Eine Krankheit oder Leiden, auch psychisch, kostet dich viel mehr Energie an Zeit und kann außerdem Monate, viele Jahre oder sogar Jahrzehnte dauern. Denk ans Zähneputzen. Du kannst es nicht halb machen oder gar nicht!

Mit den folgenden Kontrollbögen erhältst du durch deine Eintragungen gleichzeitig ein sehr wichtiges Instrument zur Auswertung und Kontrolle. Es gibt neben der Tagesauswertung auch noch eine Wochenauswertung und Monatsauswertung. Damit gewinnst du einen effektiven Überblick.

**Die vielseitigen Möglichkeiten
der Auswertungen**
Du kannst neben den vorgegebenen Kontrollbögen und Fragen ebenso dein

• **körperliches Befinden**
• **emotionales Befinden**
• **mentales Befinden**

in Form von Diagrammen auswerten. Der Vorteil: Das ermöglicht dir Zusammenhänge zwischen körperlichen, emotionalen und mentalem Befinden sowie Rhythmen, Kreisläufe, Ereignisse, stabilen Phasen zu erkennen. Dieser Überblick führt zu einem klareren Blick auf das Geschehen. Denn oft sind wir so verstrickt und in Gedanken verhaftet, in unserem Hamsterrad umherdrehend, dass wir Situationen und Ereignisse überbewerten oder nicht richtig einschätzen, den Blick auf das Reale verlieren. Diese Evaluation fordert dich in eine neutrale Betrachtung. Als guter Beobachter, Forscher und Zeuge wird deine Wahrnehmung geschärft – du löst dich aus Verstrickungen. Du wirst zum eigenen Supervisor. Selbsterkenntnis hat mit Forschung

an dir selbst zu tun. Ohne Zweifel ist das eine Arbeit. Am Eingang des Tempels von Delphi steht:

„Erkenne dich selbst, so erkennst du Gott"

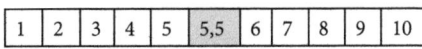

Die Skalen 1- 10 stehen für 1 = absolut schlecht bis 10 = optimal, besser geht es nicht. Die „5,5" bildet zur Orientierung genau die Mitte (es gibt keinen Wert unter 1 und über 10). Die Übungsauswertung beinhaltet:

Körperliches Befinden
Sensorisches Erspüren des Gesamtbefindens – speziell v.a. die Atmung, Knochen, Muskeln, Kreislauf, Organe, Rücken, Kondition, Haut, Schmerzen etc.

Emotionales Befinden
Das können Gefühle sein wie Lust, Trauer, Wut, Resignation, Ohnmacht, Freude, Gelassenheit, Zufriedenheit, Dankbarkeit, etc. Wie weit du z.B. Wut in einer jeweiligen Situation wirklich als „schlecht" oder auch als kraftvolle wichtige Energie bewertest, musst du selbst entscheiden.

Mentales Befinden
Was denkst du, wie leicht oder wie schwer sind die Gedanken, bist du im „Hier und Jetzt" vollkommen präsent und wach, grübelst du oder „fließen" deine Gedanken „frei"? Versuche deine Einschätzung eher am „Fluss der Gedanken" und der Offenheit der Gedanken zu bewerten.

Woche [ ] Tag [ ] BE10 Übung

Befinden *vor* der Übung

Uhrzeit .... Dauer..........

Deine Notizen

Wirkungen

körperlich

1	2	3	4	5	5,5	6	7	8	9	10

....

emotional

1	2	3	4	5	5,5	6	7	8	9	10

....

mental

1	2	3	4	5	5,5	6	7	8	9	10

....

Durchschnittswert: ....

Befinden *nach* der Übung

Morgens

Uhrzeit .... Dauer..........

Deine Notizen

Wirkungen

körperlich

1	2	3	4	5	5,5	6	7	8	9	10

....

emotional

1	2	3	4	5	5,5	6	7	8	9	10

....

mental

1	2	3	4	5	5,5	6	7	8	9	10

....

Durchschnittswert: ....

Mittags

Uhrzeit .... Dauer..........

Deine Notizen

Wirkungen

körperlich

1	2	3	4	5	5,5	6	7	8	9	10

....

emotional

1	2	3	4	5	5,5	6	7	8	9	10

....

mental

1	2	3	4	5	5,5	6	7	8	9	10

....

Durchschnittswert: ....

Abends

Uhrzeit .... Dauer........... Übung Nr. ....

Wirkungen

Deine Notizen

körperlich

1	2	3	4	5	5,5	6	7	8	9	10

....

emotional

1	2	3	4	5	5,5	6	7	8	9	10

....

mental

1	2	3	4	5	5,5	6	7	8	9	10

....

Durchschnittswert: ....

Alle Durchschnittswerte addieren und durch Anzahl der Übungen teilen z.B 2 x geübt Werte „5" und „8" = „13" geteilt durch 2 = „7,5"

Tagesdurchschnittswert

Weitere Option: Falls du noch differenzieren willst

Tagesdurchschnitt körperlich [ ]   **emotional** [ ]   **mental** [ ]

Ich möchte mich heute/jetzt bedanken für:

Was habe ich heute gut gemacht?

Was kann ich aus den heutigen Erfahrungen lernen? Essenz:

Gesamtzeit meiner Übungen einschl. Eintragungen hier in Minuten [ ]

Keine Meinung. Die Übungen habe ich heute nicht gemacht. [ ]

Wie viel Zeit habe ich insgesamt für die Übungen inkl. der abendlichen Tagebuchführung investiert?

zum

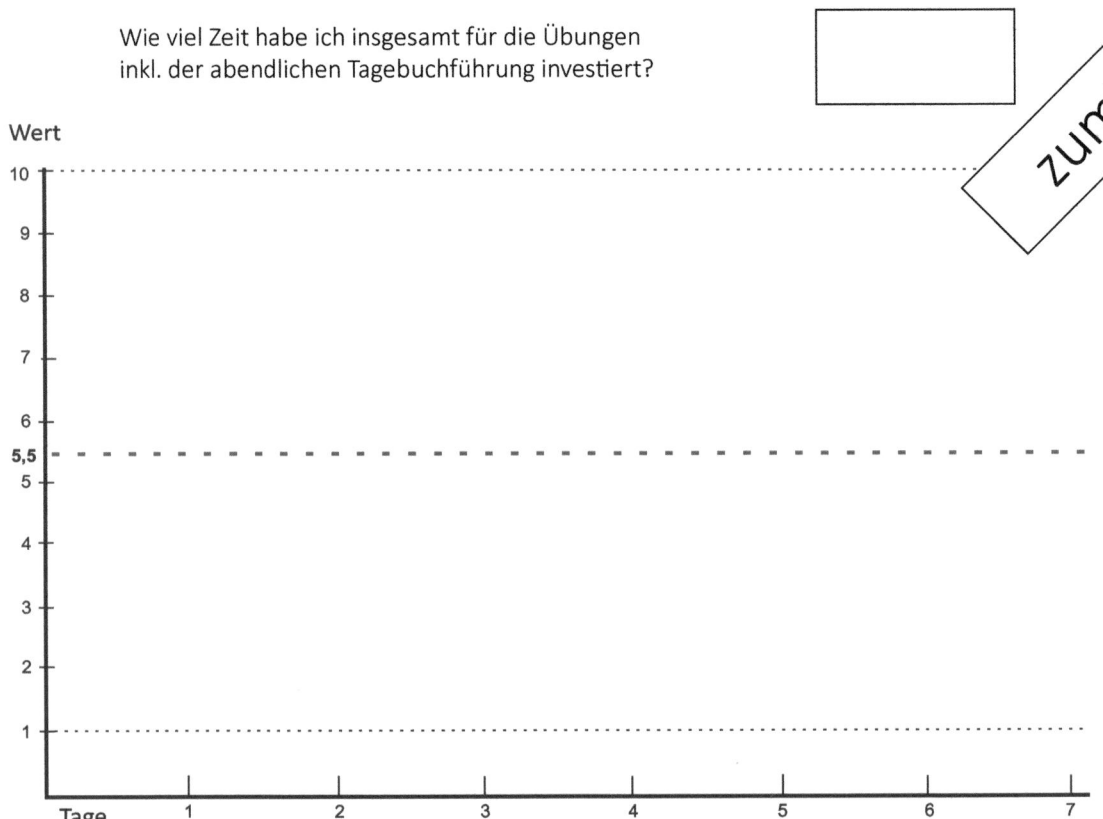

Wert

Tage

Übertrage zuerst die Tagesgesamtwertzahlen und verbinde die Punkte miteinander zu einer dicken Linie.

Trage anschließend die weiteren Werte für körperliches, emotionales, mentales Befinden ein und verbinde sie ebenso zu Kurven – am besten mit verschiedenen Farbstiften oder zur Unterscheidung kenntlichen Markierungen. Oder kopiere diese Grafik für getrennte Eintragungen.

Die Mittelwert ist 5,5. Liegt deine Kurve insgesamt über dieser Linie oder unter der Linie?

Auswertung / Rückblick

Gesamtdurchschnittswert der Woche für die Übungen:
Tageswerte addieren – durch 7 teilen oder der faktisch absolvierten Übungs-tage

Wochengesamtwert

Wochenwert körperlich ....

Wochenwert emotional ....

Wochenwert mental ....

In meinem Befinden hat sich etwas verändert:

körperlich

emotional

mental

Falls ja. Welche Gründe gibt es für die Veränderung?

www.berndtrusheim.de   www.atemtrainer.de

Im Atemholen sind zweierlei Gnaden:
Die Luft einziehen, sich ihrer entladen.
Jenes bedrängt, dieses erfrischt,
so wunderbar ist das Leben gemischt.
Du danke Gott, wenn er dich presst,
und dank' ihm, wenn er dich wieder entlässt.

Johann Wolfgang Goethe

Der Atem lenkt dein Lebensziel,
beschreibt führend den Weg,
gleich der Hände Federkiel.
Atem, Odem, Prana, Ying und Yang.
Atme Leichtigkeit bei Ton und Gesang.
Atme das Leben ganz langsam ein,
werde beflügelt in deinem Sein!
Atme Vergangenes ganz kräftig aus,
baue mit Zuversicht dein neues Haus.
Spüre die Kraft des Atems Lebensquell,
durch Geist und Sprache dein Leben erhell.

Coer Schmitt Petra

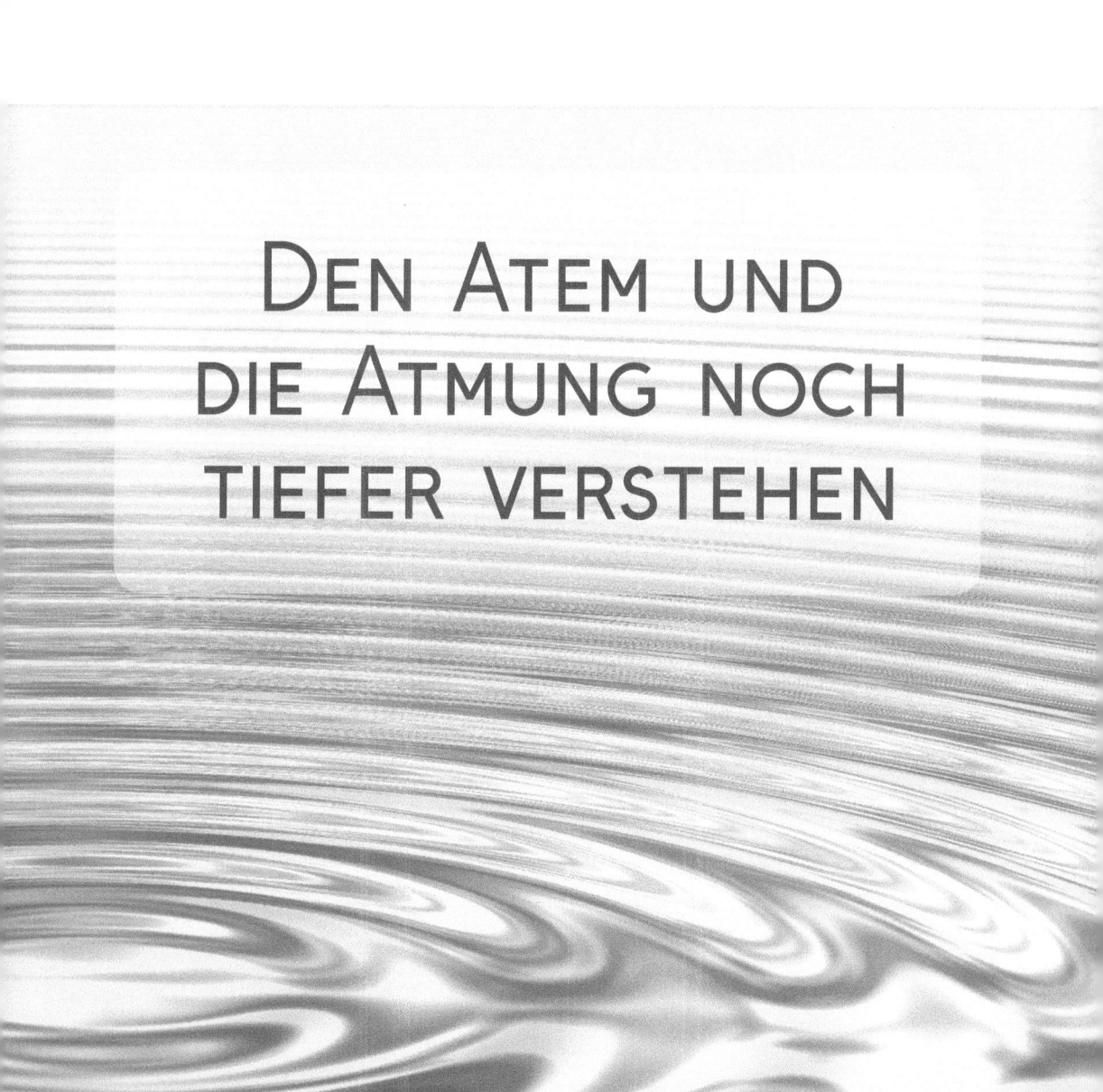

Den Atem und die Atmung noch tiefer verstehen

Bewusstes Atmen
Die Grunderfahrung der Polarität
Die Grunderfahrung von Leben

Seelische und spirituelle Entwicklung haben immer eine Veranke-rung im Körperlichen, speziell im bewussten Atmen. Hier macht der Mensch die Grunderfahrung mit dem Lebensgesetz der Po-larität, und zwar durch Einatmung *und* Ausatmung. Gleichzeitig kann er diese Polarität als Rhythmus und als ein Ganzes erleben und damit die *Dualität zeitweise überwinden.* Dies ist ein zen-traler Schlüssel spiritueller Entwicklung. Und in der Spiritualität steckt das Wort *„spirare"* = atmen. Es sind die *In"spirationen"*, die unsere Atmung beflügeln und unserem Leben Sinn geben.

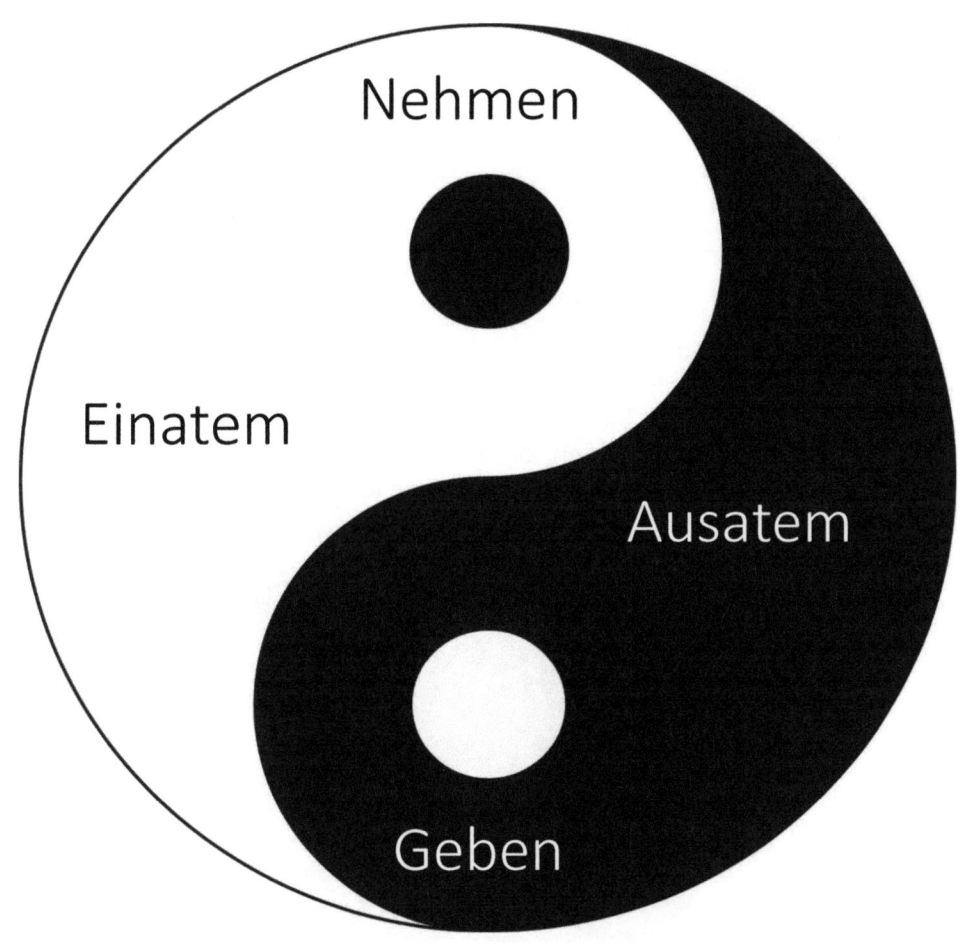

Bewusst atmen
Der Schlüssel zur
Gegenwartserfahrung

In allen Konzentrations-, Entspannungs-, Achtsamkeits- und Meditationstechniken spielt die Atmung, das bewusste Atmen, eine zentrale Rolle. Das bewusste Atmen bringt unmittelbar in das „Hier und Jetzt", in die Gegenwart. Es unterbricht die ständig kreisenden Gedanken, die alten neuronalen Muster. Das Ergebnis: Klarheit, Ruhe, neue Kraft und Kreativität.

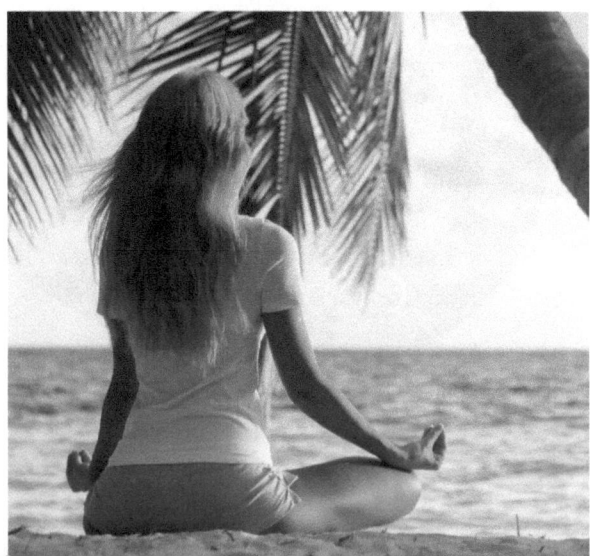

Atem Bewusstsein Entwicklung

Atem ist Leben, Atem ist ein Fluss, ein Fließen. „Panta rhei" (Heraklit) – alles fließt. Dies ist körperlich und spirituell erfahrbar. In diesen Augenblicken sind dein Fühlen, dein Wollen und dein Denken in Übereinstimmung. Wenn du das Fließen des Atems wahrnimmst, entdeckst du: „ES" atmet im Rhythmus von Ein- und Ausatmen. Das Erleben und Anerkennen einer Kraft oder höheren Intelligenz, die durch alles hindurch wirkt, eine zentrale Kernerfahrung vieler Meditationsweisen. Auch im BEAP, dem bewusstseinserweiternden Atemprozess auf S. 40 dieses Buches, kannst du ähnliche Erfahrungen machen.

Die bewusste Atemweise ist ein Weg der Selbstveränderung durch wertfreie Selbstbeobachtung. Der Schwerpunkt liegt auf der engen Wechselbeziehung zwischen Körper und Geist, die durch eine auf die körperlichen Empfindungen gerichtete und trainierte Achtsamkeit direkt erfahren werden kann. Diese Empfindungen bestimmen das Leben des Körpers, beeinflussen einander im ständigen Wechselspiel und konditionieren den Geist. Es ist eine selbsterforschende Reise zu dem gemeinsamen Ursprung von Geist und Körper. Die Naturgesetze, die unser Denken, unsere Gefühle, unsere Urteile und Empfindungen steuern, werden klar. In der direkten Erfahrung versteht man, wie man Fortschritte macht und wann man wieder zurückfällt, wie man Leiden schafft oder sich davon befreit. Diese Reise führt zu einem ausgeglichenen Geist voller Liebe und Mitgefühl.

BEAP

Der BEAP ist ein **„Bewusstseins-Erweitern-der-Atem-Prozess"**. Mit dem BEAP schaltest du deinen Kopf frei. Es ist ein „Reset" für deine Gedanken und Gefühle. Du kommst wieder wirklich bei dir an. Die zentrale Kraft spielt dabei die Atmung. Die bewusste Atmung bildet die Brücke und den Zugang zu dem großen *Potenzial unbewusster Ressourcen. Durch eine spezielle Körper- und Atementspannungstechnik und eine auf den Prozess abgestimmte komponierte Musik wird ein tiefer entspannter Bewusstseinszustand ermöglicht, in dem du dich intensiv selbst erfährst und der dich zur eigenen inneren Klarheit und Weisheit führen kann.* Dauer: 50 Minuten für Hometraining. Als MP3 und CD. Der BEAP fördert einen lebendigen Persönlichkeits- und Wachstumsprozess. Er besteht aus einer Form der Meditation, eines Achtsamkeitsprozesses mit Momenten tiefer Besinnung und Erkenntnis. Jeder BEAP ist immer wieder anders und neu erlebbar, je nach Befinden und Fragestellungen. Und das ist das Spannende! Dein riesiges Unbewusstes geht jedes Mal in andere Resonanzen, um wertvolle Schätze zu bergen. Auf die eigene innere Intelligenz vertrauend bekommst du genau die wichtige Erfahrung, die dir in diesem Moment zu mehr Wachstum und Selbstheilung verhilft.

Ziel des BEAP ist die *Erweiterung des Bewusstseins auf körperlicher Ebene (= Körperbewusstsein) und mentaler Ebene (= geistige und spirituelle Entwicklung) sowie die Befreiung und Entdeckung verborgener Ressourcen.* Der BEAP ist insbesondere für die eigene Übung zu Hause konzipiert, jedoch ist eine einmalige Einführung in einem Gruppensetting von Vorteil.

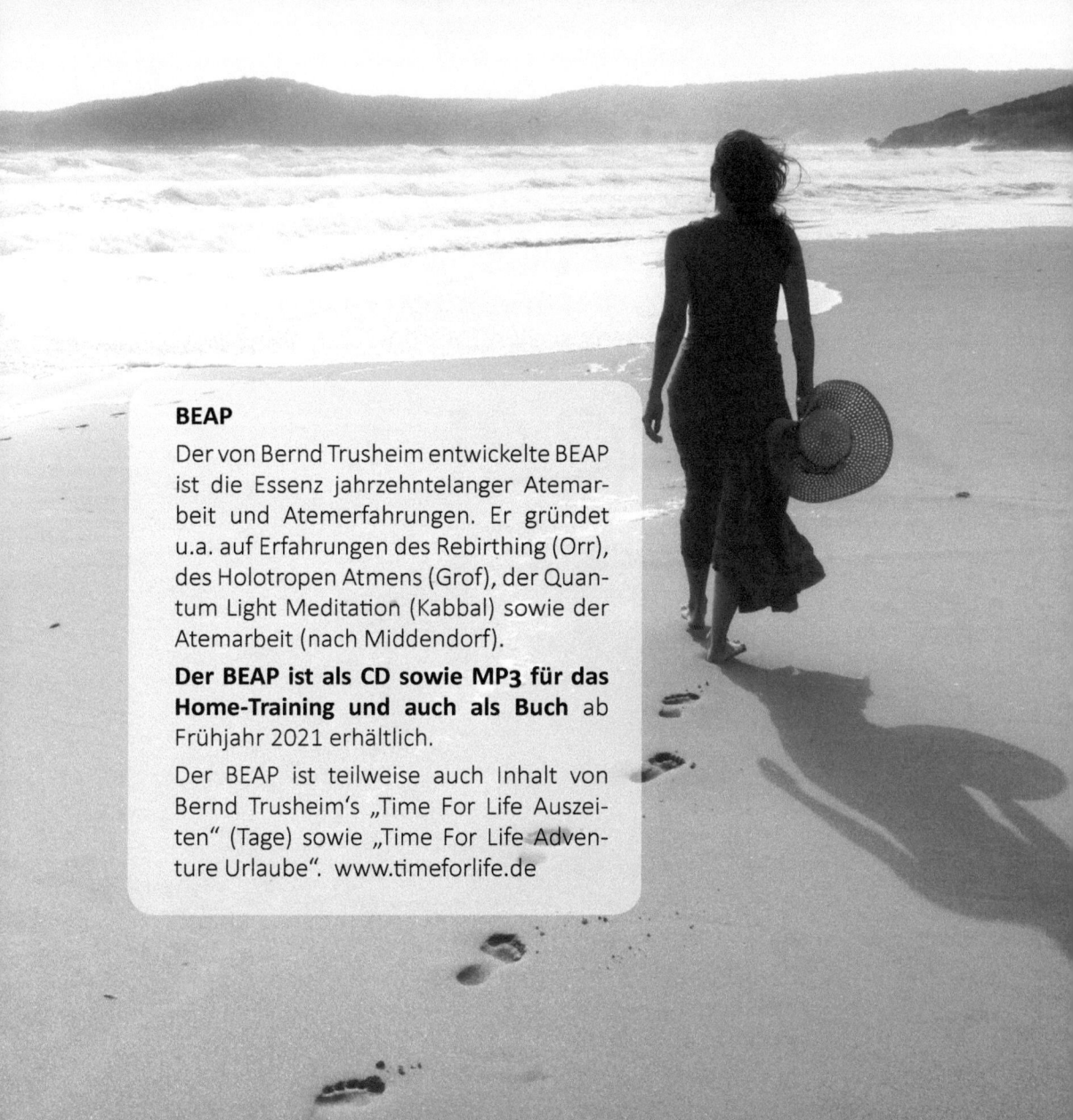

BEAP

Der von Bernd Trusheim entwickelte BEAP ist die Essenz jahrzehntelanger Atemarbeit und Atemerfahrungen. Er gründet u.a. auf Erfahrungen des Rebirthing (Orr), des Holotropen Atmens (Grof), der Quantum Light Meditation (Kabbal) sowie der Atemarbeit (nach Middendorf).

Der BEAP ist als CD sowie MP3 für das Home-Training und auch als Buch ab Frühjahr 2021 erhältlich.

Der BEAP ist teilweise auch Inhalt von Bernd Trusheim's „Time For Life Auszeiten" (Tage) sowie „Time For Life Adventure Urlaube". www.timeforlife.de

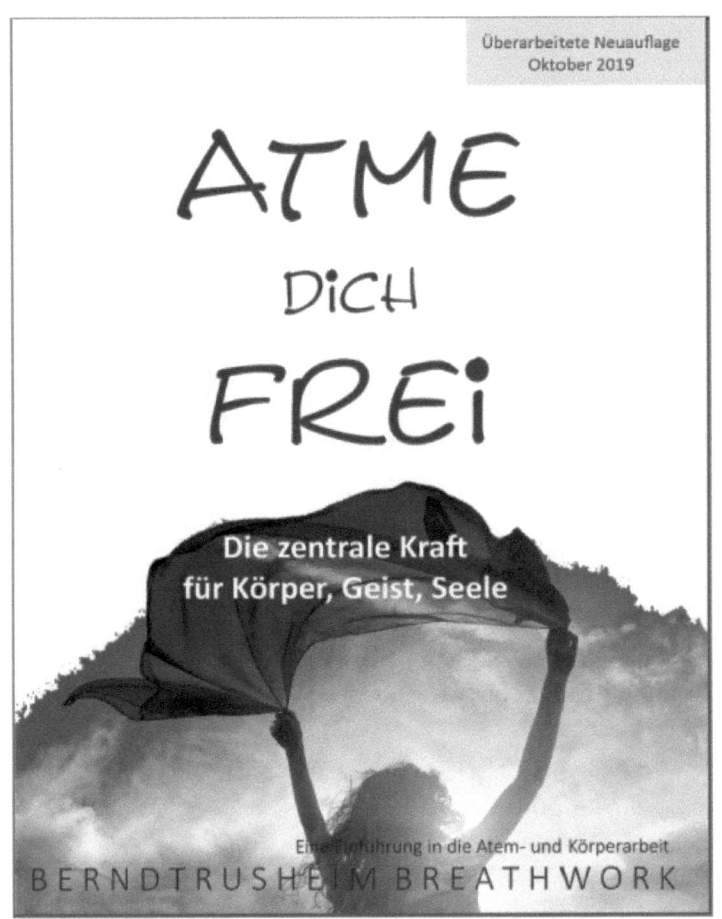

Überarbeitete Neuauflage
Oktober 2019

ATME

DICH

FREI

Die zentrale Kraft
für Körper, Geist, Seele

Eine Einführung in die Atem- und Körperarbeit

BERNDTRUSHEIM BREATHWORK

Folgende Seiten sind aus dem Gesamtwerk, 344 Seiten, 2019, ISBN: 9783750400214

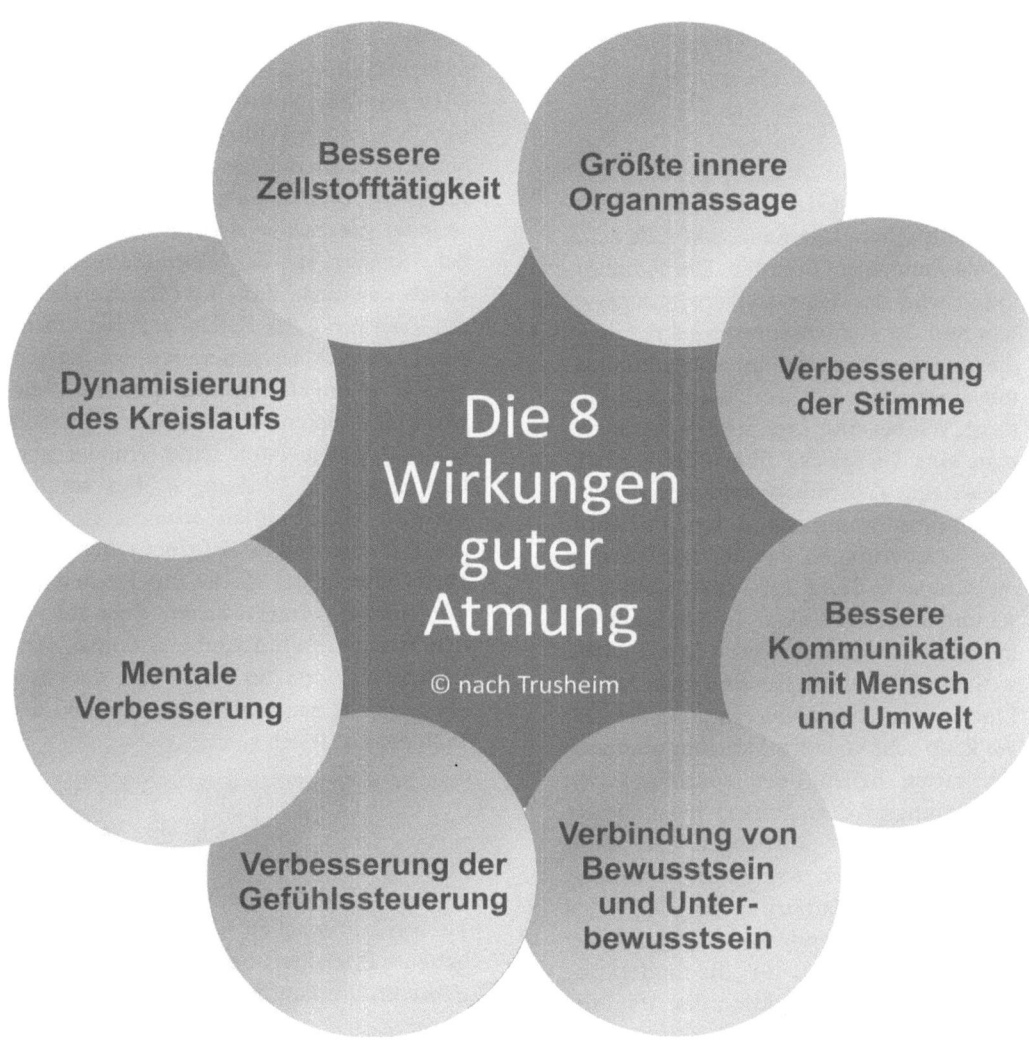

Die 8 Wirkungen guter Atmung

© nach Trusheim

Bessere Zellstofftätigkeit

Größte innere Organmassage

Verbesserung der Stimme

Bessere Kommunikation mit Mensch und Umwelt

Verbindung von Bewusstsein und Unterbewusstsein

Verbesserung der Gefühlssteuerung

Mentale Verbesserung

Dynamisierung des Kreislaufs

1 Bessere Sauerstoffversorgung — Der entscheidende Kick für Gesundheit, Heilung und Wohlbefinden

Der Sauerstoff ist der Zündstoff für jegliche Zellstofftätigkeit. Sauerstoff hält deine Lebensflamme am Brennen. Durch die Atmung wird das Sauerstoffversorgungssystem und der Kohlensäurespiegel reguliert, die Ionenkonzentration im Körper und damit die gesamte Stoffwechselanlage beeinflusst. Wie bei einer brennenden Kerze, der man eine Glasglocke überstülpt, erstickt auch deine Zellstofftätigkeit, wenn du zu flach und zu wenig atmest. Eine zweistündige Wanderung an frischer Luft bewirkt oft Wunder in Bezug auf deinen Stoffwechsel und deine Gedanken. In den Sommermonaten verschwinden viele Krankheiten, weil die Menschen besser und mehr atmen. Eine bessere Sauerstoffversorgung der Zellen kann sehr viele Krankheiten und auch Krebsarten heilen oder zumindest den Gesundungsprozess günstig beeinflussen, ebenso Alzheimer vorbeugen. Der deutsche Biochemiker, Arzt und Physiologe, Otto Heinrich Warburg (1883 - 1970) hat hierzu bahnbrechende Forschungen angestellt und erhielt 1931 für „die Entdeckung der Natur und der Funktion des *Atmungsferments*" den Nobelpreis für Medizin. 2019 geht der Nobelpreis für Medizin an die US-Forscher William Kaelin und Gregg Semenza und den Briten Peter Ratcliffe für ihre Untersuchung zur *Sauerstoffversorgung von Zellen*. Andere wissenschaftliche Studien aus der Weltraumforschung haben bewiesen, dass die Mitochondrien, die Kraftwerke der Zellen, sich bei tiefem Atmen schneller regenerieren, was letzten Endes verjüngend auf die einzelne Zelle wirkt und deren Arbeitsleistung günstig beeinflusst. Sauerstoff wirkt Wunder und hat reinigende Wirkungen. Ein simples Beispiel: Hänge einen schlecht riechenden Pullover, den du auf einer rauchvollen Party oder in der Küche mit Küchenausdünstungen getragen haben, zwei Tage in den frischen Wind und die Sonne. Anschließend wirst du feststellen, dass fast alle Gerüche neutralisiert wurden und der Pullover fast frisch riecht.

2 Dynamisierung des gesamten Kreislaufs

Kennst du die Redewendung „sich dem Herzen Luft machen"? Das scheint eine ungeheure Erleichterung zu sein, wenn man es denn tut. Kreislaufdynamisch hängt nämlich

Körper- und Lungenkreislauf zusammen. Im *kleinen Kreislauf* – Lungenkreislauf nur im Brustkorb – wird das mit Sauerstoff angereicherte Blut von der Lunge zum Herzen transportiert und das verbrauchte Blut vom Herzen zurück zur Lunge. Im *großen Kreislauf* wird das ankommende sauerstoffreiche Blut vom Herzen über die Adern bis zu den entlegensten Körperzellen transportiert und umgekehrt das verbrauchte Blut über die Venen zurück zum Herzen transportiert. Zu hoher oder niedriger Blutdruck sowie die Vorsorge und Nachsorge von Herzerkrankungen können mit atemtherapeutischen Maßnahmen zu einem großen Anteil günstig beeinflusst werden. Das Herz im Brustraum ruht mit einem großen Teil seiner rechten Herzkammer und auch mit einem Teil seiner linken auf dem Zwerchfell. Die rechte Herzhälfte, insbesondere der ihr vorgeschaltete venöse Abschnitt des großen Kreislaufs, macht alle Zwerchfellbewegungen mit. Durch die Zwerfellabflachung beim Einatmen bewegt sich auch das Herz weiter nach unten, es wird größer und länger und kann somit mehr Blut aufnehmen. Zusätzlich fördert der erhöhte Druck im Bauchraum den Rückstrom venösen Blutes zum Herzen. Diese doppelt wirksame *Saugdruckpumpe* (Dr. Ludwig Schmitt sowie Middendorf) unterstützt die Herz-Kreislauffunktion. Ähnlich ist die Wirkung auf den Lymphfluss.

3 Aktivierende Massage aller inneren Organe

Der wichtigste Atemmuskel – das Zwerchfell – ist dein größter und fleißigster innerer Masseur. Es sitzt genau horizontal in der Mitte des Rumpfes, nämlich zwischen Brustkorb und Bauchraum. Mit der auf- und absteigenden Bewegung dieses Muskels bei jedem Atemzug (ca. 26.000 – 28.000 mal am Tag) werden alle inneren Organe sowie Anteile deines Muskel-, Sehnen- und Bänderapparates mehr oder weniger gedrückt, verschoben und wieder gelöst. Dies wirkt wie eine innere Massage. Alle Organe erhalten bei einer effektiven Atembewegung lebenswichtige Reize zur besseren Durchblutung und Funktion. Kein anderer Masseur auf dieser Welt könnte für dich eine solche Leistung ein Leben lang erbringen. Nehmen wir z. B. die Nieren: sie werden durch die Bewegung des Zwerchfells nach unten gedrückt, senken sich bei der Einatmung ca. 1,5 cm ab und legen dieselbe Strecke bei der Ausatmung in entgegengesetzter Richtung wieder zurück. Das sind pro Atemzug ca. 3 cm. Nehmen wir die 3 cm x 25.000 Atemzyklen, so werden die Nieren um 75.000 cm oder 750 Meter pro Tag bewegt. Kannst du dir nur vorstellen, wie auch alle anderen Bauchorgane durch die Atembewegung entsprechend massiert werden und so lebenswichtige Reize empfangen? Das Zwerchfell ähnelt im Aussehen einer Quelle, die in der Mitte deines Körpers entspringt. Siehe S. 19.

4 Verbesserung emotionaler Impulswahrnehmung und Prozesse

Hast du schon einmal bemerkt, wie verschiedenartig du atmest, je nachdem in welcher Stimmung du gerade bist – ob angespannt, deprimiert oder voller Unternehmungslust? Die Häufigkeit, die Tiefe und das Tempo deiner Atemzüge verändern sich mit der Stimmung. Doch das funktioniert auch umgekehrt: Mit bewusstem Atmen kannst du deine Stimmung und deinen Energiezustand steuern. Je nachdem, wie tief du atmest, steht deinem Körper viel oder wenig Sauerstoff zur Verfügung – und das hat Einfluss darauf, wie du dich fühlst. Physiologisch eng miteinander verbunden sind der größte Atemmuskel, das Zwerchfell, und das Herz. Das Herz liegt links zur Mitte hin auf dem Zwerchfell, das Zwerchfell stützt das Herz. Aus der Beobachtung des Atemrhythmus, der Atemtiefe und der Lage der Atembewegungen lassen sich Rückschlüsse auf die Gefühls- und Charakterstrukturen eines Menschen ziehen. Zur Bedeutung der Atemrhythmen siehe auch Kapitel „Im Rhythmus bleiben". Ein Mensch, der ständig „in Atem gehalten" ist, unterscheidet sich von demjenigen, der „einen langen Atem" hat. Bei unterdrückten Gefühlen wirst du wahrscheinlich eher die Luft anhalten, in Atem gehalten sein oder nur sehr flach atmen. Dies wird auf die Dauer zu größeren Problemen führen. Ausgedrückte Gefühle wie z. B. Lachen, Weinen oder auch Singen trainieren automatisch eine gute Ausatmung. Du kannst anschließend wieder sehr viel besser und effektiver „aufatmen" und richtig „durchatmen". Ein großer Teil von Stress- und Burn-out-Krankheiten beruht auf Ausatemstörungen. *Wenn du tiefer und länger ausatmest, dich damit von Dingen befreist und entleerst, kannst du aus der Leere heraus sehr viel mehr und besser einatmen, dich wieder von neuen Dingen „inspirieren" (lat. inspirare = einatmen) lassen – sowohl physiologisch als auch seelisch.* Eine zweite ganz wesentliche Tatsache ist, dass unser Geruchssinn eng mit dem limbischen System und damit unseren Emotionen verbunden ist. Mehr dazu weiter unten unter „Verbesserung der mentalen Fähigkeiten".

5 Verbesserung von Stimme und Sprache

An der Stimme eines Menschen erkennst du meist sofort, in welcher „Stimmung" sie/er sich befindet und wie sie/er atmet. Am besten funktioniert das, wenn man nur die Stimme alleine hört, wie z. B. bei einem Telefonat. Wie stark die Stimme mit der Persönlichkeit verbunden ist, findet sich in dem Wort „Persona". Es kommt aus dem Lateinischen „personare" = „durchtönen". Die Atmung und Stimme sind absolut eng miteinander verbunden. Deswegen ist eine vollständige richtige Atmungsweise Grundvoraussetzung für gutes Sprechen und Singen. Beim Sprechen vollzieht das Zwerchfell einen vielfältigen stürmischen Wechsel in seinen Muskelanspannungen und stellt sich dabei auch gleichzeitig auf die Bewegungsabläufe an den Stimmbändern ein. Es regelt die Luftabgabe beim Sprechen, wirkt bei der Gestaltung der Tongebung, Tonhöhe, Tonstärke und Melodie mit. Andererseits wird gerade durch die Pflege der Sprache und des Gesangs das Zwerchfell ausgebildet. Der ökonomische Luftverbrauch spielt bei Atem- und Stimmgebung eine besondere Rolle. So ist die Qualität eines Tones nicht so sehr abhängig von großer Menge Atemluft, sondern vielmehr davon, dass die vorhandene Luft optimal in Schwingung versetzt wird. Einer Lerche, ein ganz kleiner Vogel, reicht eine winzige Menge Luft im Brustkorb sogar während des Fluges noch aus, um ihre Stimme weit oben in der Luft erschallen zu lassen.

6 Atmung als Brücke zwischen Bewusstsein und Unterbewusstsein

Das Ziel vieler Methoden und Forschungen zur Persönlichkeitsentwicklung des Menschen besteht darin, *die versteckten unbewussten Potenziale des Menschen sowie seine kreativen Ressourcen zu entdecken und sinnvoll zu fördern.* Die Intuition, das Wissen, das sich aus jahrtausendealter Erfahrung des Menschen speichert, rückt immer mehr in den Mittelpunkt der Forschung. Die Atmung könnte hier eine Schlüsselrolle spielen. Denn sie wird von zwei verschiedenen Nervensystemen gesteuert. Vorwiegend über das Vegetative Nervensystem oder auch als Autonomes Nervensystem bezeichnet, welches die gesamte Tätigkeit der Organe steuert. Aber gleichzeitig kann es auch von dem Zentralen Nervensystem geleitet werden, welches für unsere bewusste Motorik zuständig ist. Das bedeutet, du kannst deine Atmung zum Teil willentlich steuern, z. B. durch Luft anhalten, verschiedene Atemtechniken etc. Gleichzeitig kannst du bewusst erleben, wie deine Atmung von selbst geschieht, *d. h. du kannst spüren, wie „es" atmet.* Dies ist einmalig. Und dies gibt es bei keiner anderen Organfunktion. Mit deinem Herzen gelingt das nicht. Das kannst du nicht willentlich anhalten. Es wäre auch lebensgefährlich. Die Atmung ist die größte ununterbrochene Bewegung in deinem Organismus. Tag und Nacht. Wenn du einen besseren Zugang zu deiner Atmung bekommst, spürst du, was sich da bewegt. Du erhältst Einblick in das „ES". Denn ES atmet, ob du nun daran denkst oder nicht, solange du lebst. In der Atemlehre nach Middendorf, im BAT (Basisatemtraining) und BEAP nach Trusheim, im MBSR (mindfull based stress relaxion), Sensory Awareness, Zen, Vipassana-Yoga und ähnlichen Lehren wird diese Bewusstheit für Atemvorgänge trainiert. Die Atmung bildet somit die Brücke zwischen Bewusstem und Unbewusstem, zwischen Innen und Außen, zwischen Kopf und Bauch. Im „BEAP – Bewusstseinserweiternder Atemprozess" wird dies genutzt, um gezielt Denkprozesse zu verbessern, sich zu „besinnen", neue kreative Ressourcen zu entdecken und zu nutzen.

7 Verbesserung der mentalen Fähigkeiten

Für alle (bio)chemischen Hirnreaktionen *benötigt das Gehirn* alleine etwa *20% des gesamten vom Organismus aufgenommenen Sauerstoffs*, obwohl es nur ein Fünfzigstel des Körpergewichts ausmacht. Wenn du dich wie „benebelt" fühlst oder „Dinge einfach nicht auf die Reihe bekommst", liegt das nicht selten an einer eingeschränkten und ineffektiven Atmungsweise und möglicherweise auch an schlechter Luft. *Unsere Hirntätigkeit reagiert auf Sauerstoffmangel sehr empfindlich.* Einige Minuten ohne Sauerstoff lassen zuerst die Hirnfunktionen absterben und können dann schlimmstenfalls zu einer körperlichen oder geistigen Behinderung führen. Über die Atemwege selbst wird das Gehirn teilweise direkt berührt und angeregt. Am höchsten Punkt des Atemweges, nämlich am Ende des oberen Nasengangs, sind die austretenden *Riechnerven*, der Riechkolben zu finden. *Dort erkennen 25 Millionen Riechzellen bis zu 10.000 Düfte. 80 % unseres Geschmacks werden hierüber gebildet.* Intensives Riechen fördert die Atemspannung und Atemkonzentration. Siehe auch „Einen guten Riecher haben". Dicht über dem Riechkolben liegt der vordere Stirnlappen mit den Regionen für motorisches Sprachzentrum, Gedächtnis, Bewusstsein, Verhalten und Emotion. Inzwischen hat die Forschung gezeigt, dass die dem Riechen zugrundeliegenden neuronalen Strukturen nicht als Zentrum ausgebildet sind, sondern dass Nervenzellverbände auf verschiedenen Ebenen der Gehirnorganisation zu den Verarbeitungs- und Wahrnehmungsleistungen des Geruchssinns beitragen. *Der Geruchssinn ist der komplexeste chemische Sinn. Er ist evolutionär betrachtet eine höchst bedeutsame Informationsquelle.* Das zeigt sich noch heute, denn der Riechsinn ist etwas Besonderes: Im Gegensatz zu allen anderen Sinneseindrücken gelangen die Geruchsinformationen von der Nase direkt zur Hirnrinde, ohne zuvor im Thalamus umgeschaltet worden zu sein. Wird dieser Sinn durch besseres Atmen aktiviert oder umgekehrt, hat das positiven Einfluss auf unser Bewusstsein. *Ein „guter Riecher" ist gleichzeitig ein guter „Spürsinn".* Dieser wichtige, zunehmend degenerierte Lebenssinn registriert und kontrolliert nicht nur die feinsten stofflichen Veränderungen in der Atemluft, sondern *schult auch die intuitiven Fähigkeiten.* Wenn du „jemanden gut riechen kannst" oder dir „eine Sache stinkt", dann hat dies ganzheitliche Auswirkungen auf deine Sinneswahrnehmung, Emotionen und Erkenntnis. Menschen, die „einen guten Riecher" haben, sind meistens mental sehr fit und anderen „um eine Nasenlänge" voraus. Gezielte Atemübungen für den Hals-, Nasen- und Kopfbereich können Wachheits-, Aufmerksamkeits- und Denkantrieb verbessern. Ebenso ist das Trainieren unseres Riechsinnes von beachtlicher Wirkung. Tipp: Wenn du heute oder morgen Essen kochst, dann beschnupper ganz intensiv jede einzelne Zutat, jedes Lebensmittel. Riechen hat mit Schmecken zu tun. Je besser du riechst, desto intensiver schmeckst du. Und je besser du deine Nahrung lange genug im Mund zerkaust, desto mehr Moleküle werden aufgeschlüsselt, um sie dann riechen zu können. Riechen bildet Geschmack! Wenn sich Menschen nicht riechen können, dann ist dies das ehrlichste Signal zu handeln. Denn der Körpergeruch ist Natur pur – er ist nicht verstellbar. Es gibt einen olfaktorischen Fingerabdruck jedes Menschen. Paartherapeuten berichten, dass in solchen Fällen keine Therapie der Welt hilft dies zusammenzuhalten. Denn da passt etwas genetisch nicht zusammen. Viele Gerüche liegen unterhalb unserer Wahrnehmung und sind uns nicht bewusst. Forschungen zeigen, wie Mann und Frau auf Pheromone reagieren. Dies sind organische Moleküle, die evolutionär betrachtet der instinktiven Kommunikation zwischen Lebewesen dienen und durch die Nase aufgenommen werden. Die Duftstoffindustrie weiß dies erfolgreich zu nutzen, um dich in vielen Kaufhäusern, Läden, sogar auch auf manchen Flugplätzen zu manipulieren. In der medizinischen Forschung entdeckt man zunehmend den Geruchssinn für diagnostische Verfahren. So können Hunde bestimmte Erkrankungen, auch verschiedene Krebsarten, bei Menschen riechen. Das bedeutet für die Diagnostik eine ungeheure Ergänzung. Die Forschung steht hier noch am Anfang, ist aber revolutionär! Es gelingt zunehmend, die Duftmoleküle zu entschlüsseln und zuzuordnen. Und diese Diagnostik ist sehr viel effizienter, schneller, schonender und v.a. kostensparender.

8 Verbesserung der Kommunikation von Mensch und Erde

Die Lunge ist das zweitgrößte Kommunikationsorgan des Menschen (Größe eines Tennisfeldes für Einzel), nur der Darm hat eine noch größere Oberfläche. Im rhythmischen Wechselspiel von Einatmen und Ausatmen, Nehmen und Geben erfolgt ein ständiger Austausch von O_2-Aufnahme sowie CO_2-Abgabe. Jährlich bewegen wir über vier Millionen Liter Luft in uns hinein und hinaus. Würden wir diese Luft farblich sichtbar machen, könnten wir noch deutlicher die Intensität unserer Beziehung zu Menschen und zur Natur, insbesondere der „Atmosphäre" erkennen. Wir teilen die Luft miteinander. In Räumen wird das besonders spürbar. Und wenn es „dicke Luft" gibt, müssen wir Luft von draußen hereinlassen. Eine „gute Atmosphäre"oder „schlechte Atmosphäre" bezeichnet immer auch eine Stimmung und Schwingung. In der Vorbereitung für wichtige Gespräche und Verhandlungen geht es nicht nur um das äußere Raumklima, gute Luft und guten Geruch, sondern auch um die Gestaltung eines einladenden Frei- und Spielraums für alle Beteiligten, respektvoll und lebendig zu kommunizieren. Eine gute Kommunikation braucht ein ausgewogenes Verhältnis von Geben und Nehmen, Sprechen und Zuhören sowie kleine Pausen der Besinnung und Verarbeitung.

Wenn du sehr dicht an den Gedanken und Gefühlen eines anderen Menschen teilhast, übernimmst du meist automatisch unbewusst dessen Atemrhythmus. Man bezeichnet dies als *psychorespiratorischen Effekt*. So sind z.B. Weinen, Lachen, Gähnen sehr ansteckend. Es bewegt uns innerlich. Das zeichnet uns als soziale mitfühlende Wesen aus. Doch wenn du eine ganze Weile den Atemrhythmus eines Asthmatikers oder schwer depressiven Menschen mitatmest, so leidest du mit. Dies ist aber in einem helfenden und beratenden Job sehr kontraproduktiv. **Ein Tipp:** Immer wenn du es mit Menschen zu tun hast, mit denen du anscheinend nicht weiterkommst, verstrickt bist und das Gefühl hast, dir wird Energie abgezogen, achte verstärkt und bewusst auf deine eigene Atemweise. Nimm dir innerlich einige Augenblicke, dich zu erden. Spüre zu den Bereichen des Körpers, die unmittelbar Kontakt zum Boden oder Stuhl haben. Deine Füße auf dem Boden, dein Rücken an der Lehne, deine Arme evtl. auf dem Tisch u.ä.. Atme dann tief durch und anschließend 1 - 3 Minuten einen anderen Atemrhythmus als die betreffende Person. Diese kleine Konzentrationsübung wird den Gesprächsverlauf und dein Befinden positiv beeinflussen. Deine Energie ist wieder spürbar. Entscheidend ist immer, ob du dir deines Raumes und deiner Umgebung bewusst bist. Wenn du jetzt für einen Augenblick mit geschlossenen Augen in den Raum, in die Atmosphäre hineinspürst, den du tatsächlich hast, der freie Raum hinter,

vor, über, links und rechts neben dir – die Luft, die dich umgibt – dann wirst du automatisch sehr viel tiefer ein- und ausatmen. Du spürst dich tiefer in Kontakt mit dem Raum, der Erdatmosphäre. Damit gewinnst du eine andere Gelassenheit, Präsenz und tiefes Vertrauen. Bei einer langen Wanderung in schöner Natur passiert das automatisch: Atem- und Bewegungsabläufe synchronisieren sich. Du findest in einen harmonisierenden Rhythmus und fühlst dich wieder mit allem verbunden.

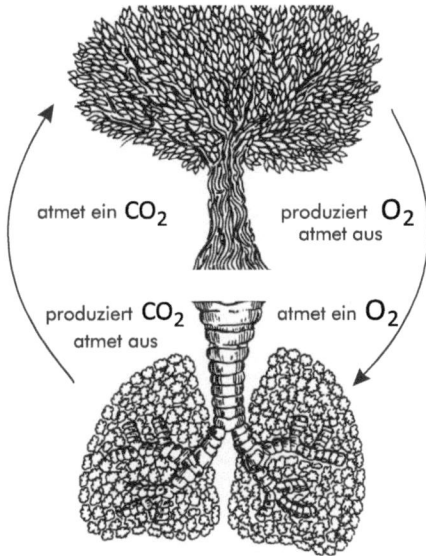

atmet ein CO_2 produziert O_2 atmet aus

produziert CO_2 atmet aus   atmet ein O_2

Die Steuerzentrale

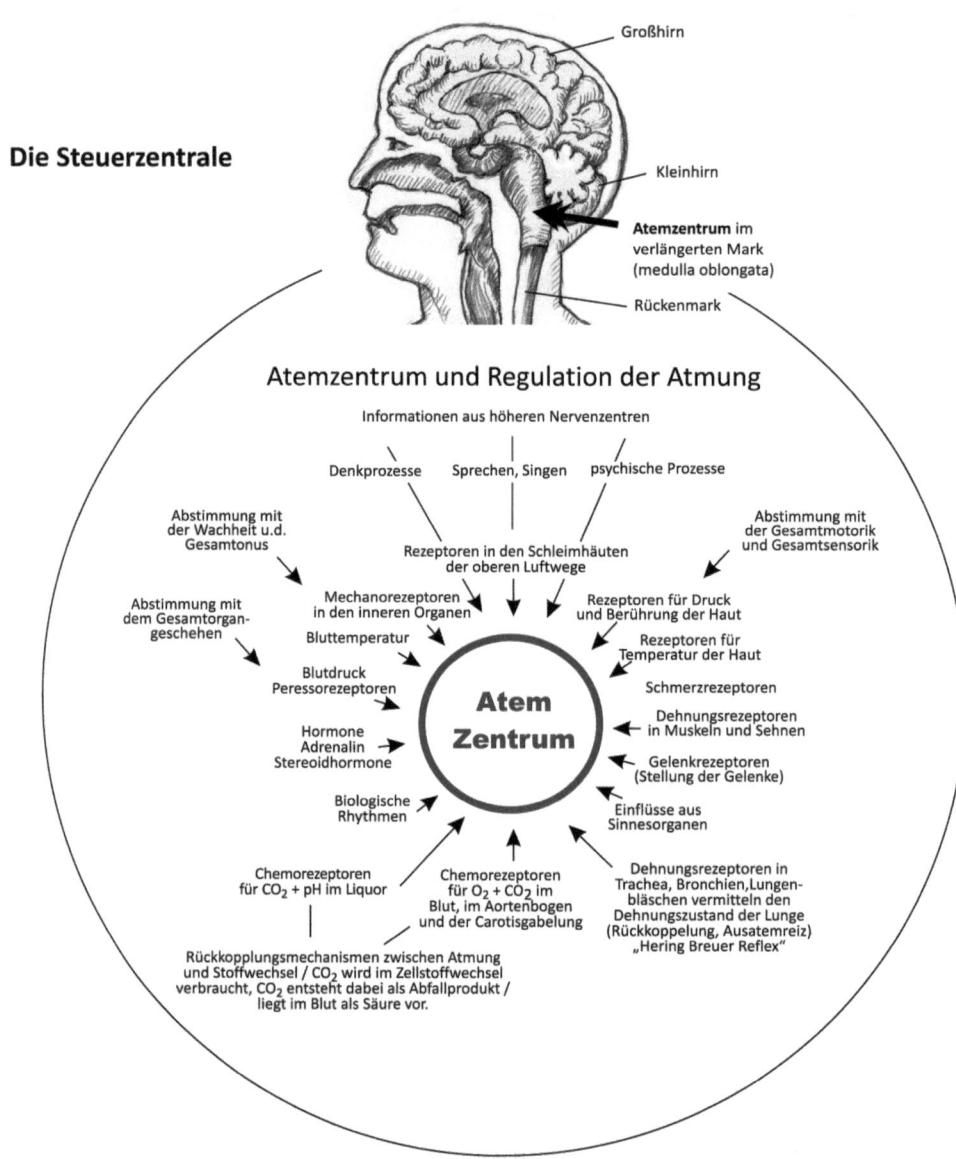

Großhirn

Kleinhirn

Atemzentrum im
verlängerten Mark
(medulla oblongata)

Rückenmark

Atemzentrum und Regulation der Atmung

Informationen aus höheren Nervenzentren

Denkprozesse   Sprechen, Singen   psychische Prozesse

Abstimmung mit
der Wachheit u.d.
Gesamtonus

Abstimmung mit
dem Gesamtorgan-
geschehen

Rezeptoren in den Schleimhäuten
der oberen Luftwege

Abstimmung mit
der Gesamtmotorik
und Gesamtsensorik

Mechanorezeptoren
in den inneren Organen

Bluttemperatur

Blutdruck
Peressorezeptoren

Hormone
Adrenalin
Stereoidhormone

Biologische
Rhythmen

Rezeptoren für Druck
und Berührung der Haut

Rezeptoren für
Temperatur der Haut

Schmerzrezeptoren

Dehnungsrezeptoren
in Muskeln und Sehnen

Gelenkrezeptoren
(Stellung der Gelenke)

Einflüsse aus
Sinnesorganen

**Atem
Zentrum**

Chemorezeptoren
für CO_2 + pH im Liquor

Chemorezeptoren
für O_2 + CO_2 im
Blut, im Aortenbogen
und der Carotisgabelung

Dehnungsrezeptoren in
Trachea, Bronchien,Lungen-
bläschen vermitteln den
Dehnungszustand der Lunge
(Rückkoppelung, Ausatemreiz)
„Hering Breuer Reflex"

Rückkopplungsmechanismen zwischen Atmung
und Stoffwechsel / CO_2 wird im Zellstoffwechsel
verbraucht, CO_2 entsteht dabei als Abfallprodukt /
liegt im Blut als Säure vor.

Anzahl der Lungenbläschen	**30 000 000**
Oberfläche der Lunge	**80 - 120 qm** / Größe von Tennisfeld Einzel
Zusammensetzung der Atemluft Einatemluft	**21% Sauerstoff,** 78 % Stickstoff, 0,97 % Edelgase (Argon und andere), 0,03 % Kohlendioxid
--	---
Ausatemluft	**16% Sauerstoff,** 4 % Kohlendioxid, 78 % Stickstoff, 2 % Edelgase
Sauerstoffaufnahme	**4 %,** 7 % bei Hochleistungssportler, Bergvölker in den Anden und Himalaya haben sich in den Höhen mit nur 3% Sauerstoffverbrauch gut angepasst.
Atemzüge pro Minute Neugeborene beim Erwachsenen in Ruhe bei tiefer Entspannung (z. B. Autogenes Training, Zen-Meditation, Yoga)	35 - 50 **14 - 20** 6 - 10
Atemzüge am Tage / Jahr	24 000 - 26 000 / pro Jahr ca. 9 Millionen
Luftvolumen pro Atemzug	**0,5 Liter**
Zusätzliches Luftvolumen **Vitalkapazität**	**1,5 - 2 Liter** bei stärkster Ein- und Ausatmung. Maßstab für körperliches Leistungsvermögen; ist unabhängig von Geschlecht, Veranlagung und körperlicher Tätigkeit
Sportler können über eine Vitalkapazität von 5 - 6 Litern verfügen!	
Restvolumen	Bei stärkster Ausatmung bleiben noch 1,2 Liter in den Lungen zurück
Luftverbrauch pro Minute	8 Liter, 80 Liter bei schnellem Jogging, bis zu 140 Liter bei einem Wettkampfruderer
Luftverbrauch pro Tag	12 000 Liter
Luftverbrauch pro Jahr Liter/ Kubikmeter	Ca. 4,5 Millionen Liter Luft / ca. 4.500 Kubikmeter Das **Volumen eines mittelgroßen Heißluftballons**
Schadstoffausscheidung des Körpers über Atem über Haut über Harn über Stuhl (Verdauung)	**70 %** 20 % 7 % 3 %
Verbesserung der Atmung um nur 10 %	Dann atmest du jedes Jahr **450 000 Liter mehr Luft ein und aus.**

2400 km Kapillaren verzweigen sich um die Lungenbläschen

Durch dieses fragile Röhrensystem rauschen etwa 7000 Liter Blut täglich - nehmen dort Sauerstoff auf und geben Kohlendioxyd ab. Effektiv ist aber immer nur ein Rotweinglas voll davon am Gasaustausch beteiligt, der an der Blut-Luft-Schranke – einer winzigen Membran (ein Achtzigstel der Breite eines Blattes Papier) – stattfindet.

Die Meere erzeugen 75% des Sauerstoffs

Ohne die Ozeane wären alle anderen Ökosysteme dem Tod geweiht. Denn sie wirken über alle Erdteile hinweg: als Kohlenstoffspeicher, riesige Wärmetanks oder Puffer im kontinentalen Temperaturgefälle. Gleichzeitig erzeugen sie nicht nur fast 75 Prozent des Sauerstoffs auf der Erde und sichern Trinkwasser, sondern regulieren auch das Klima. In diesem artenreichsten und größten Lebensraum unseres Planeten gedeiht eine schillernde Vielfalt von Flora und Fauna. Mehr als die Hälfte der Weltbevölkerung lebt in den 595.814 Kilometer langen Küstenbereichen der Weltmeere. Dort erntet sie die Früchte der bisher nur zu einem Prozent erforschten Wasserwelten, sucht Erholung oder betreibt Fremdenverkehr. Als Großökosysteme regulieren Meere Wetter und Klima.

Ionisierung der Luft

Eine wichtige Eigenschaft der Luft, die wir einatmen, ist der Gehalt an positiven und negativen Ionen. Für die Menschen ist eine negativ ionisierte Luft am gesündesten. Diese Art von Luft gibt es am Meer, an Wasserfällen oder nach einem Gewitter – die Atmungsweise optimiert sich unter solchen Bedingungen.

Pflanzliches Plankton garantiert frische Atemluft

Der unschätzbare Wert des Großökosystems Meer nimmt aber erst Gestalt und Farbe an, wenn Knoten gelöst und Zusammenhänge geknüpft werden: **90 Prozent aller Algen der Ozeane kommen als pflanzliches Plankton vor (zum Beispiel Kieselalgen). Tag für Tag stellen zig Millionen dieser Kleinstlebewesen den größten Teil des auf der Erde verfügbaren Sauerstoffs her.** Dazu spalten sie die im Meer enthaltenen Mineralsalze und den Kohlenstoff bei Sonnenlicht auf. Übrig bleiben Sauerstoff und organische Stoffe, die dann vielen Fischen als Nahrung dienen. Diese Fähigkeit macht pflanzliches Plankton einzigartig, denn kein anderes Lebewesen ist dazu in der Lage. In seiner Monopolstellung als natürlicher Sauerstoffproduzent ist pflanzliches Plankton also unersetzlich.

Die 17 besten Pflanzen für die Raumluftreinigung

sind laut einer NASA-Studie: Phoenix roebeleni, Grünlilie, Kolbenfaden, Chamaedorea elegans (Bergpalme), Ficus benjamina (Weinende Feige), Epipremnum aureum (Efeutute), Flamingoblume, Nephrolepis obliterata, Lilienschwertel Silver Dragon, Rhapis excelsa (Lady Palm), Gerbera, Dracaena fragrans, Efeu, Schlangenpflanze, Dracaena Tricolor, Friedenslilie, Chrysanthemum.

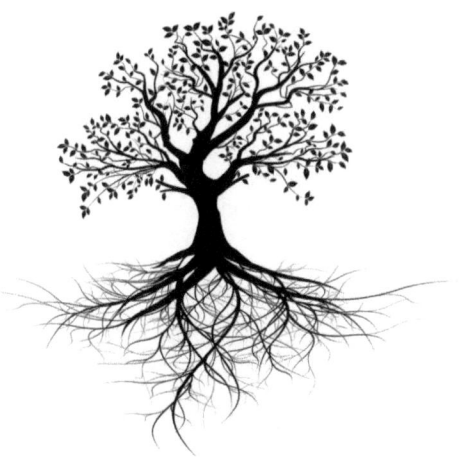

370 Liter Sauerstoff

produziert ein durchschnittlicher Laubbaum pro Stunde – so viel, wie etwa 15 -20 Menschen in der gleichen Zeit aufnehmen. Für Bäume ist Sauerstoff nur ein Abfallprodukt, welches sie ausscheiden. Es entsteht, wenn sie mit Hilfe von Sonnenlicht und Wasser aus Kohlendioxid Energie produzieren.

Raus an die Luft! In den Wald!

In zahlreichen Studien ist die positive Wirkung von Wald und Natur umfangreich dokumentiert. Kinder können sich besser konzentrieren, wenn sie die Möglichkeit haben, immer wieder mal draußen in der Natur zu toben; gleichzeitig werden damit auch kreative, soziale und motorische Kompetenzen gefördert. Die sprachlichen Fähigkeiten entwickeln sich bei Kindern mit viel „Draußen-Erfahrung" besser als bei denen, die wenig an die Luft gehen. Auch psychische Störungen wie Aggressivität, ADHS, depressive Zustände nehmen merklich ab. Alle Sinne werden draußen ganzheitlich trainiert. Im Wald gibt es zudem hunderte Duftstoffe, deren Botschaften das Immunsystem versteht und daraufhin die Abwehrkräfte optimiert.

Luftaufnahme pro Stunde:

Schlafen:	280 Liter
Stehen:	450 Liter
Gehen:	1.000 Liter
Radfahren:	1.400 Liter
Schwimmen:	2.600 Liter
Bergsteigen:	3.100 Liter
Rudern:	3.600 Liter

FAKTEN

Fördert Feinstaub Lungenkrebs?

Je kleiner die Schwebeteilchen sind, desto leichter können sie in die tiefsten Verästelungen der Lunge eindringen (das schaffen Teilchen, die kleiner als 2,5 Mikrometer sind, also etwa so klein wie Bakterien). Noch problematischer sind die ultrafeinen Teilchen von unter 0,1 Mikrometer, die es sogar schaffen, aus den Lungenbläschen ins Blut und damit überall in den Körper zu gelangen. Dort können sie überall für Entzündungen sorgen.

Industrielle Landwirtschaft – ein Hauptfaktor für Luftverschmutzung

WIE SICH EMISSIONEN DER LANDWIRTSCHAFT AUF UNSERE GESUNDHEIT AUSWIRKEN

Der Landwirtschaftssektor ist eine wichtige Quelle von Luftschadstoffen.

O3 = Ozon

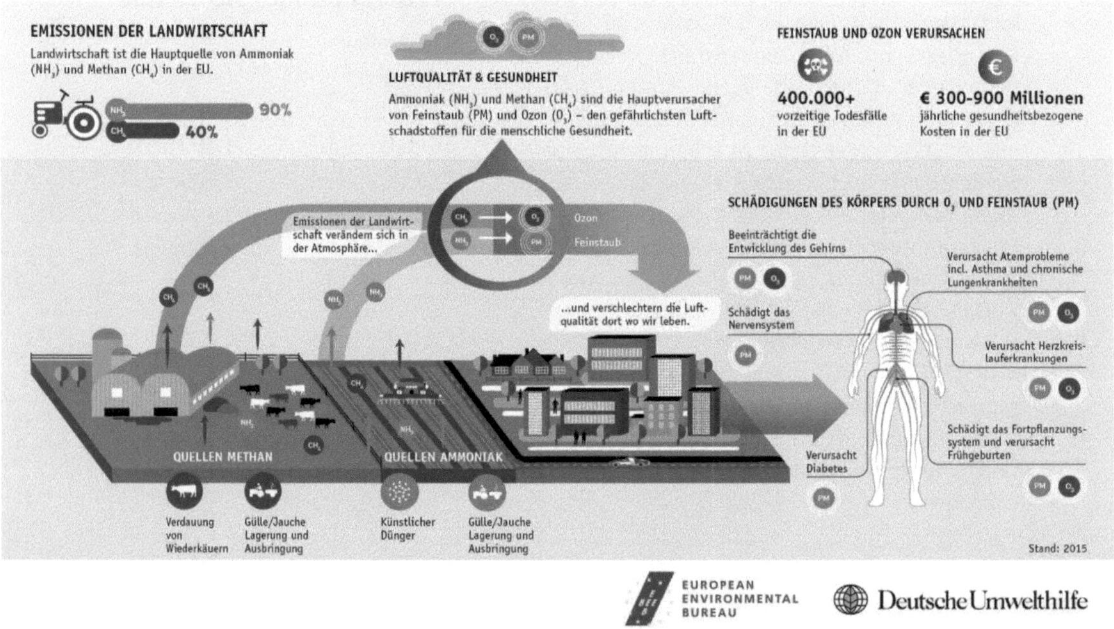

EMISSIONEN DER LANDWIRTSCHAFT

Landwirtschaft ist die Hauptquelle von Ammoniak (NH_3) und Methan (CH_4) in der EU.

NH_3 90%
CH_4 40%

LUFTQUALITÄT & GESUNDHEIT

Ammoniak (NH_3) und Methan (CH_4) sind die Hauptverursacher von Feinstaub (PM) und Ozon (O_3) – den gefährlichsten Luftschadstoffen für die menschliche Gesundheit.

FEINSTAUB UND OZON VERURSACHEN

400.000+
vorzeitige Todesfälle in der EU

€ 300-900 Millionen
jährliche gesundheitsbezogene Kosten in der EU

Emissionen der Landwirtschaft verändern sich in der Atmosphäre...

CH_4 → O_3 Ozon
NH_3 → PM Feinstaub

...und verschlechtern die Luftqualität dort wo wir leben.

QUELLEN METHAN
QUELLEN AMMONIAK

Verdauung von Wiederkäuern

Gülle/Jauche Lagerung und Ausbringung

Künstlicher Dünger

Gülle/Jauche Lagerung und Ausbringung

SCHÄDIGUNGEN DES KÖRPERS DURCH O_3 UND FEINSTAUB (PM)

Beeinträchtigt die Entwicklung des Gehirns

PM O_3

Schädigt das Nervensystem

PM

Verursacht Diabetes

PM

Verursacht Atemprobleme incl. Asthma und chronische Lungenkrankheiten

PM O_3

Verursacht Herzkreislauferkrankungen

PM O_3

Schädigt das Fortpflanzungssystem und verursacht Frühgeburten

PM O_3

Stand: 2015

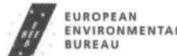
EUROPEAN ENVIRONMENTAL BUREAU

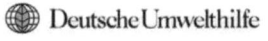
Deutsche Umwelthilfe

Es genügt nicht zu denken,
man muss atmen.
Gefährlich die Denker,
die nicht genug geatmet haben.

Elias Canetti

Sprich, damit ich dich sehe,
atme damit ich dich erkenne.

Sokrates

Mein Geist dürstet nach Taten,
mein Atem nach Freiheit!

Friedrich von Schiller

Wie man die Zeit anhält: Küssen.
Wie man in der Zeit reist: Lesen.
Wie man der Zeit entkommt: Musik.
Wie man die Zeit spürt: Schreiben.
Wie man die Zeit loslässt: **Atmen.**

unbekannt

Das Erste, was zu lernen ist, ist der Atem.

Buddha Siddharta Gautama

Je freier man atmet,
je mehr lebt man.

Theodor Fontane

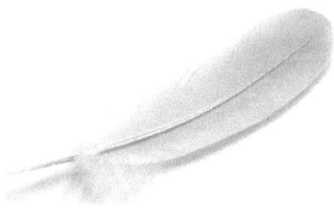

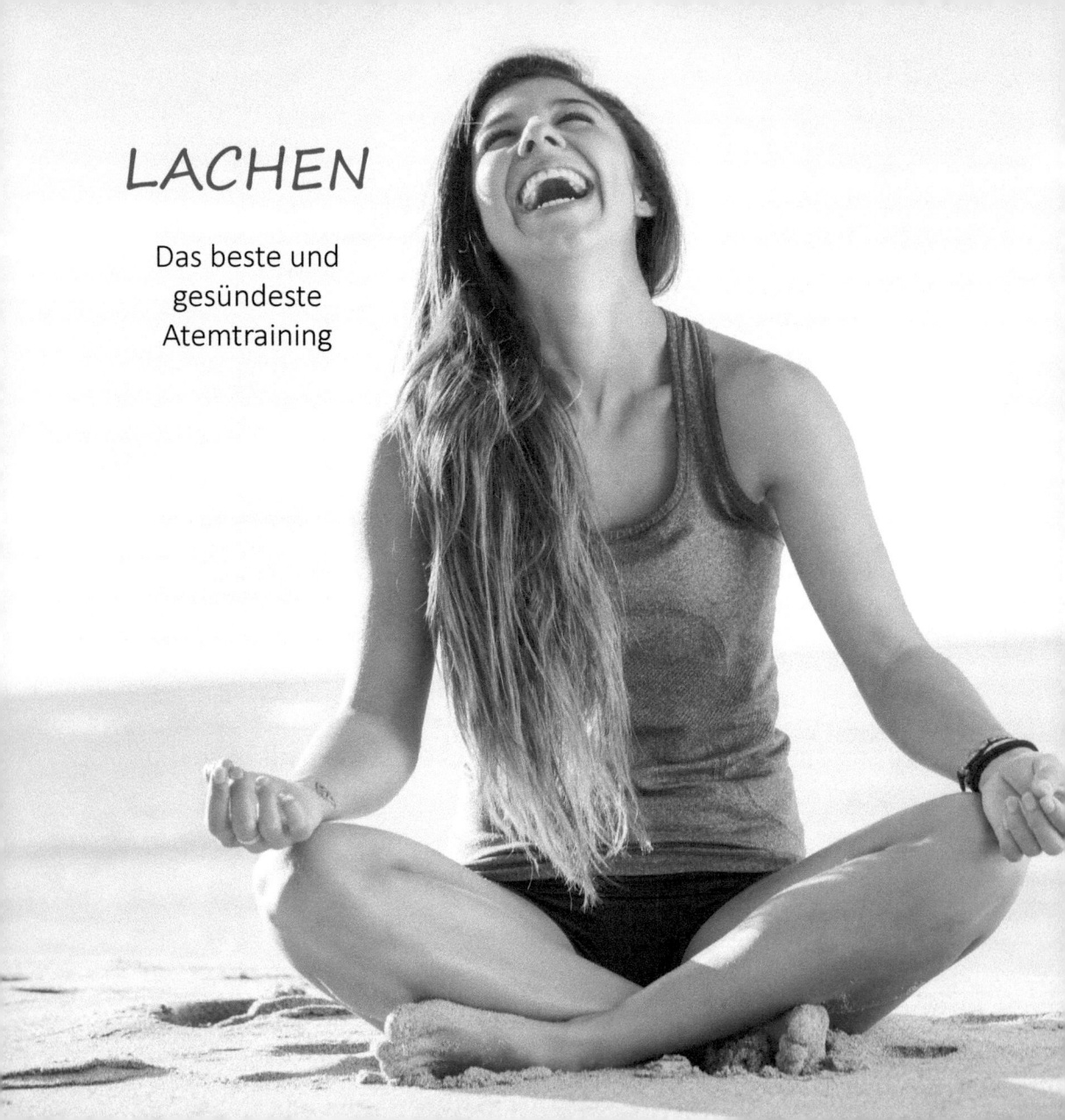

LACHEN

Das beste und
gesündeste
Atemtraining

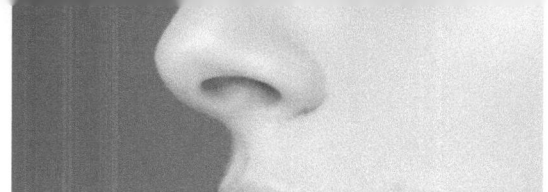

Eine optimale Atmungsweise

„Einen guten Riecher haben"

Sieben Gründe, warum du durch die Nase atmen solltest

1. Reinigung der Luft von festen Schadstoffen durch die Nasenhaare und Flimmerhärchen

2. Befeuchtung der Luft

3. Erwärmung der Luft auf Körpertemperatur

4. Vertiefung der Zwerchfellatmung.
Es ist ein Fitnesstraining für die Atemmuskulatur. Durch die Nasenenge und durch mehrere Richtungswechsel innerhalb der drei Nasenmuscheln in jeder Nasenhöhle werden der eingeatmeten Luft Widerstände entgegengesetzt. Die Folge ist ein tieferes, längeres und gelenktes Ein- und Ausatmen. *Schnupfen, der die Nasenatmung durch Schwellung erschwert, forciert somit immer auch ein verstärktes Zwerchfelltraining*

5. Gefahrenabwehr: Prüfung der Luft über die Riechnerven, die tief oben in der Nasenwurzel münden, z. B. Schadstoffe, Lebensmittel, um lebensbedrohliche Gefahren schnell zu erkennen. Deswegen funktioniert dieser wichtigste Lebenssinn sogar im Tiefschlaf

6. Ordnen der zirkulierenden Luftströme zu den Lungen

7. Anregung des Riechzentrums,
und damit ebenso des Geschmacks und Bewusstseins

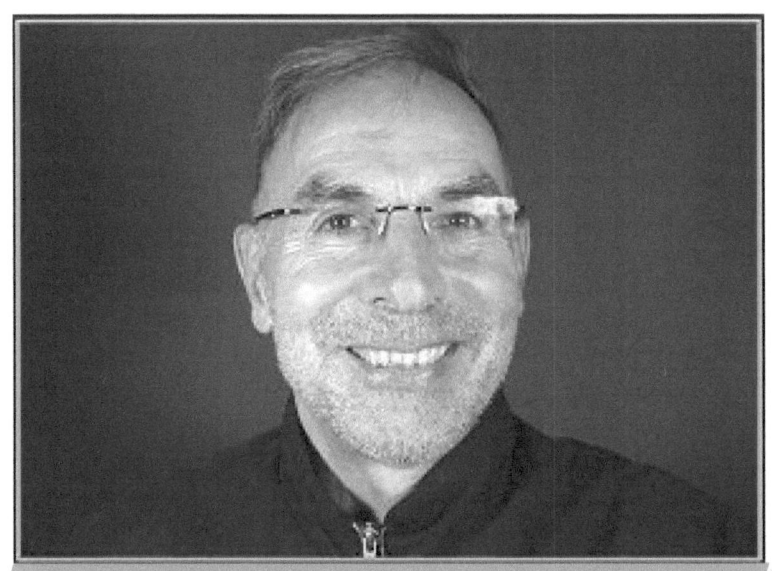

Bernd Trusheim

Jahrg. 1952 Changebegleiter/Personaltrainer, Coach, Atempädagoge
(nach Middendorf), Atemtrainer, Dipl.-Soz.Päd., Zusatzausbildung
RET (Rational-Emotive-Therapie), Ratgeber- und Fachbuch-
autor mehrerer Bücher (S.63)

Man könnte etliche Bände oder zumindest tausende Seiten über die Atemarbeit, die Atemlehre, Atemtherapie und Atempädagogik schreiben, würde man alle verschiedenen Atemlehren und Schulen berücksichtigen, von den östlichen einmal ganz abgesehen. Doch wer macht sich solche Arbeit heute noch und wer liest das noch? Das Wissen um den Atem ist so umfangreich und doch der Mehrheit der Menschen nicht bekannt. Darum auch dieses neue kurze Buch über die „BE10 Atemübung", das bedeutungsvolle Wissen und die Erfahrungen darüber weiter zu verbreiten. Wichtige Informationen habe ich meinem gleichnamigen 2019 erschienenen Gesamtwerk „Atme dich frei. Die zentrale Kraft für Körper, Geist, Seele" (344 Seiten) entnommen.

Überzeugt bin ich, dass die Erkenntnisse und Erfahrungen aus Breathwork, Atemarbeit, Atempädagogik und Atemtherapie für die Gesundheitsvorsorge, Leistungsoptimierung und Persönlichkeitsentwicklung des Menschen sowie für die Heilungsunterstützung körperlicher und seelischer Erkrankungen in den nächsten zwanzig Jahren eine neue Bewertung und größere Anerkennung finden werden. Das ist jedoch abhängig davon, inwieweit etablierte Forscher aus Medizin, Psychologie, Immunologie, Biologie, Neurowissenschaften und Philosophie sich dieses Themas mehr annehmen.

Inhaltsverzeichnis BE10

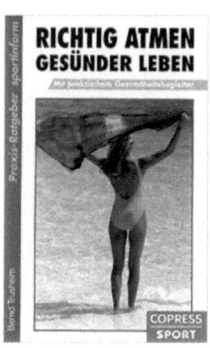
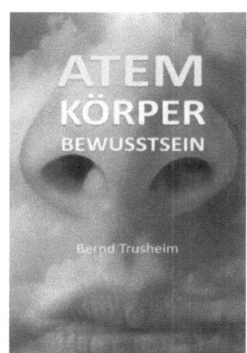
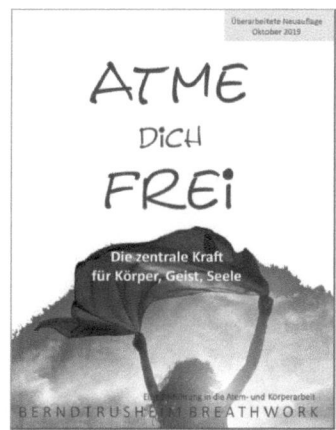

Gesamtwerk, 344 Seiten, 2019

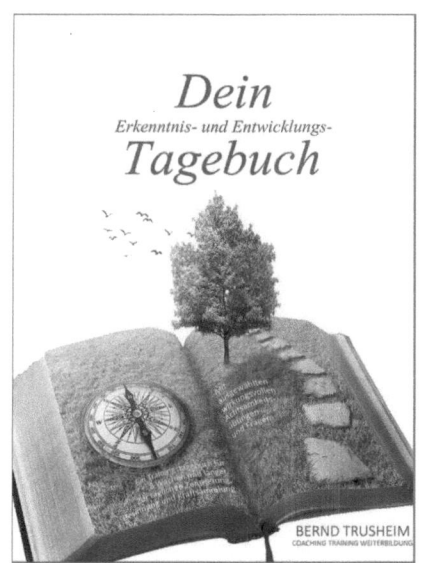

Ein persönliches Trainingstagbuch der anderen Art

Mit einem vorgegebenen Programm, das du in eigenen vielen Variationen nutzen oder abändern kannst, für acht Wochen und länger. Ein Buch zum lustvollen Hineinschreiben. Vorab mit wichtigen Hintergrundinformationen zur Achtsamkeit, Meditation, Atmung, dem Atem-/Bodyscan, zur Dankbarkeit, Visionsfindung sowie einer effektiven Erfolgskontrolle durch viele Auswertungsbögen und Auswertungsmöglichkeiten. Es eignet sich besonders auch für Phasen des Umbruchs und notwendiger Veränderungen. Bist du bereit, teilweise aus deinem Hamsterrad der Alltagsroutine auszusteigen, täglich etwas für Körper, Geist und Seele zu tun, deine Potenziale weiter auszuwickeln und dich in die Welt zu bringen? Dann sind die Wirkungen zu 100% garantiert: Mehr innere Ruhe und Konzentration, besserer Schlaf und Leistungsfähigkeit, tiefe Besinnung, Kraft, Kreativität, Gesundheit, Dankbarkeit, Freude, Präsenz und noch vieles mehr. **252 Seiten**, davon mehr als 160 Seiten für persönliche Eintragungen.

ISBN-13: 9783752830644   9,99 EUR
Ebook nur 3,99 EUR

Bildnachweise